JN208458

腎機能を自力で強くする

弱った腎臓のメンテナンス法

腎臓専門医
髙取優二

アスコム

これは、

腎臓の悩みを改善・解消したい、

〝あなたのための本〟です。

・健康診断のクレアチニン値が悪くて心配……。
・尿タンパクの数値が悪かった。
・eGFR値が年々悪くなっている。
・医師から「要注意」と言われた。

このようなお悩みを抱えていらっしゃる方は

この本を読んでみてください。

「この年齢だし遅過ぎる……」
ということは決してありません。
この本があなたにとっての
「**希望の書**」となるようにと、
筆をとらせていただきました。
ぜひ、腎臓専門医である私が自信をもってご紹介する、
弱った腎臓のメンテナンス法を試してみてください。

長生きをするための

一番重要なカギは何かと聞かれたとき

私は迷いなく、

腎臓を強くすることだと答えます。

「ええっ⁉　腸でも、心臓でもないの？」

と、不思議に思われた方もいらっしゃるでしょう。

なぜ、腎臓が重要なのでしょうか？

それは腎臓が

「血液の仕分け人」

だからです。

腎臓は、体の中にゴミが入らないようにすることで、**血液をよい状態に保ってくれる**のです。

腎臓にやってきた血液をふるいにかけて、ゴミを取り出し、

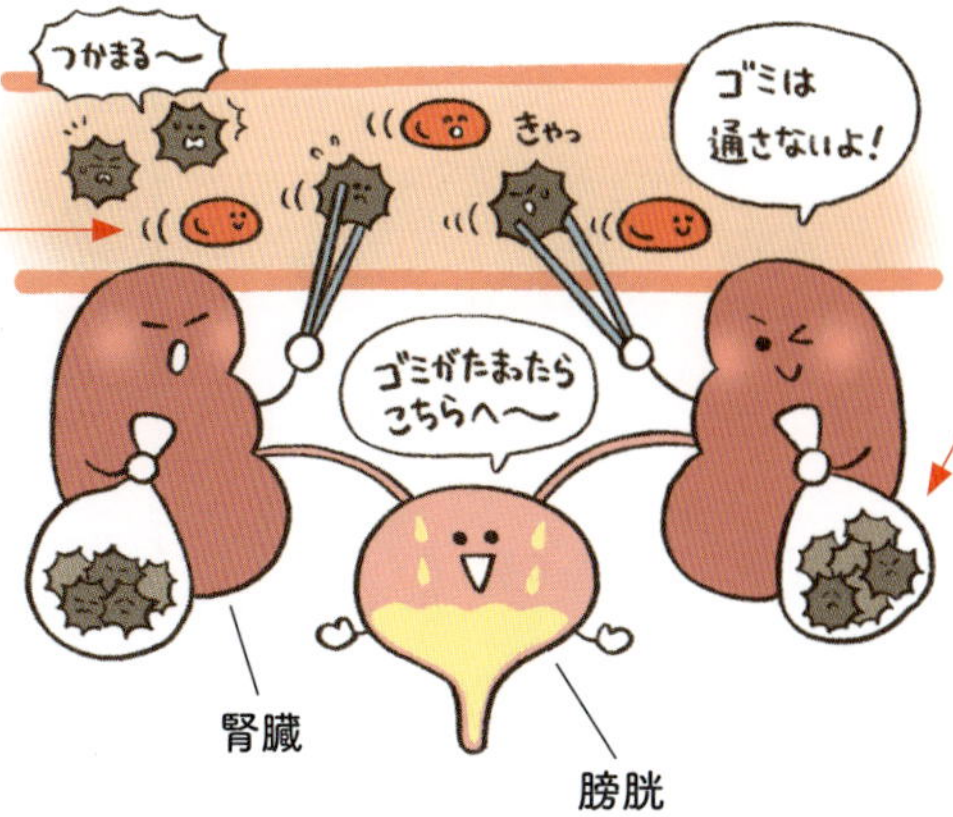

きれいな血液だけを体の中に戻していきます。

身近なものでたとえるなら
腎臓はキッチンやお風呂場の排水口のネット
のようなものです。

ネットがないと、生ゴミや髪の毛などが排水管に流れていってしまいます。放置されると、排水管の中でゴミがたまり、やがて、排水管が詰まってしまいます。

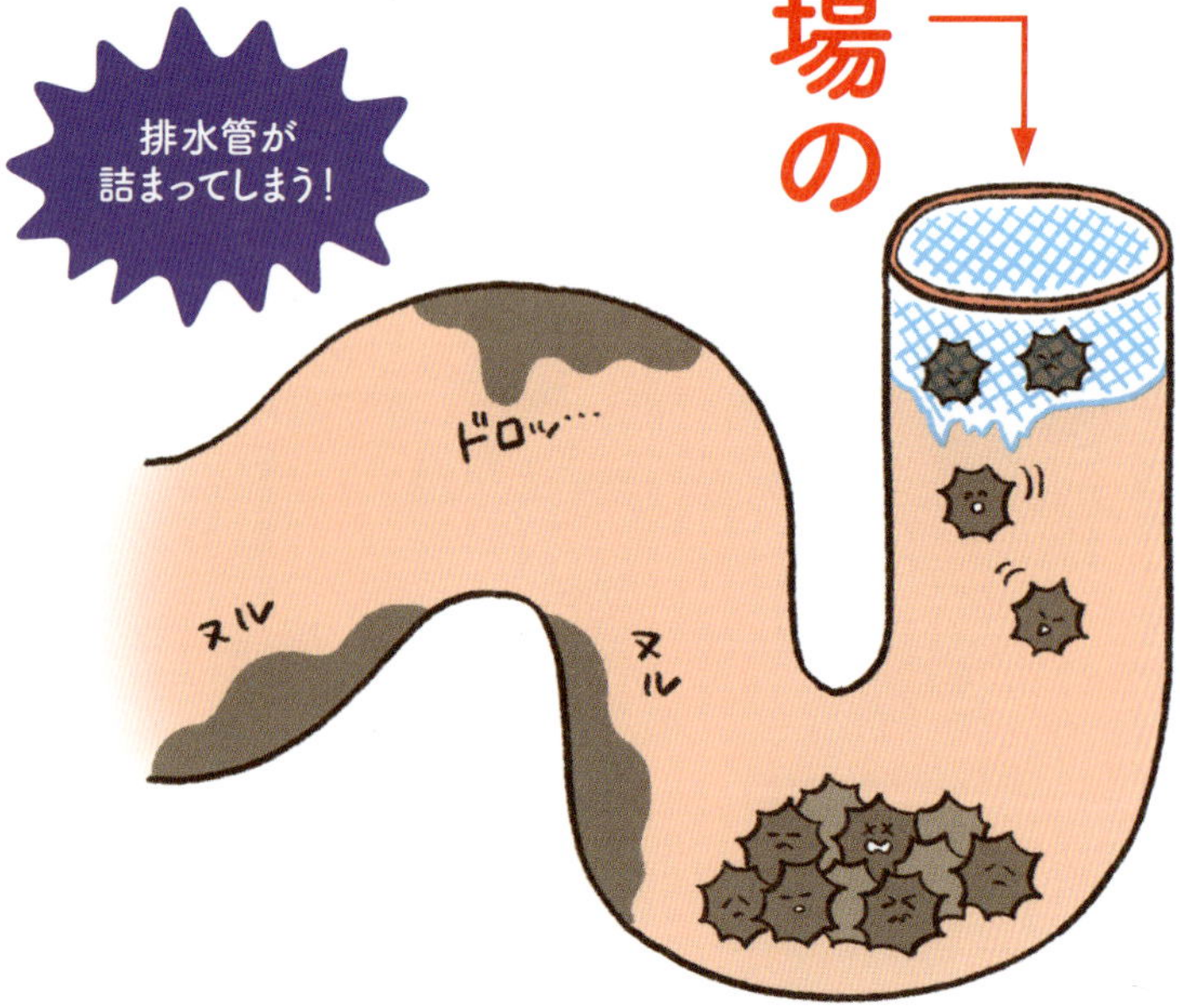

でも、ネットが新しくて網目が細かいうちは、
ゴミが流れてきても、ネットが
しっかりキャッチしてくれますよね？

腎臓も、同じように
血液の中にあるゴミを選り分けます。
ゴミは体の外へ出し、
体の中にゴミが
残らないようにすることで、
血液をよい状態に保ってくれるのです。

しかし、何らかの原因で
腎臓の機能が低下すると
血液の中のゴミをキャッチできなくなり、
体の中にはどんどんゴミがたまっていきます。

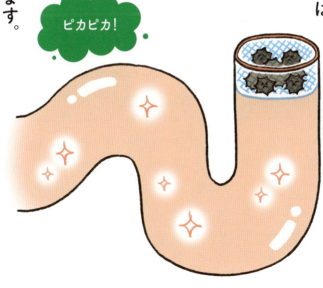

さて、突然ですがここでクイズです。

健康な成人の腎臓が
1日で仕分けをする血液の量は、
500mLのペットボトルでいうと
どれくらいでしょうか？

① 20本分（10リットル）

② 60本分（30リットル）

③ 300本分（150リットル）

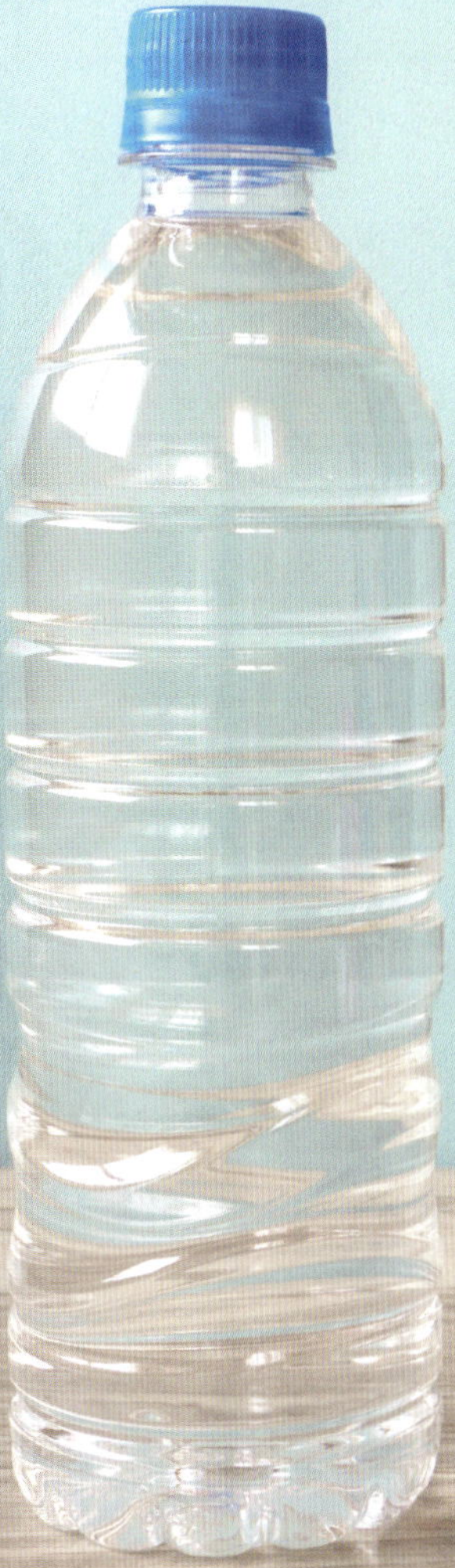

答えは……

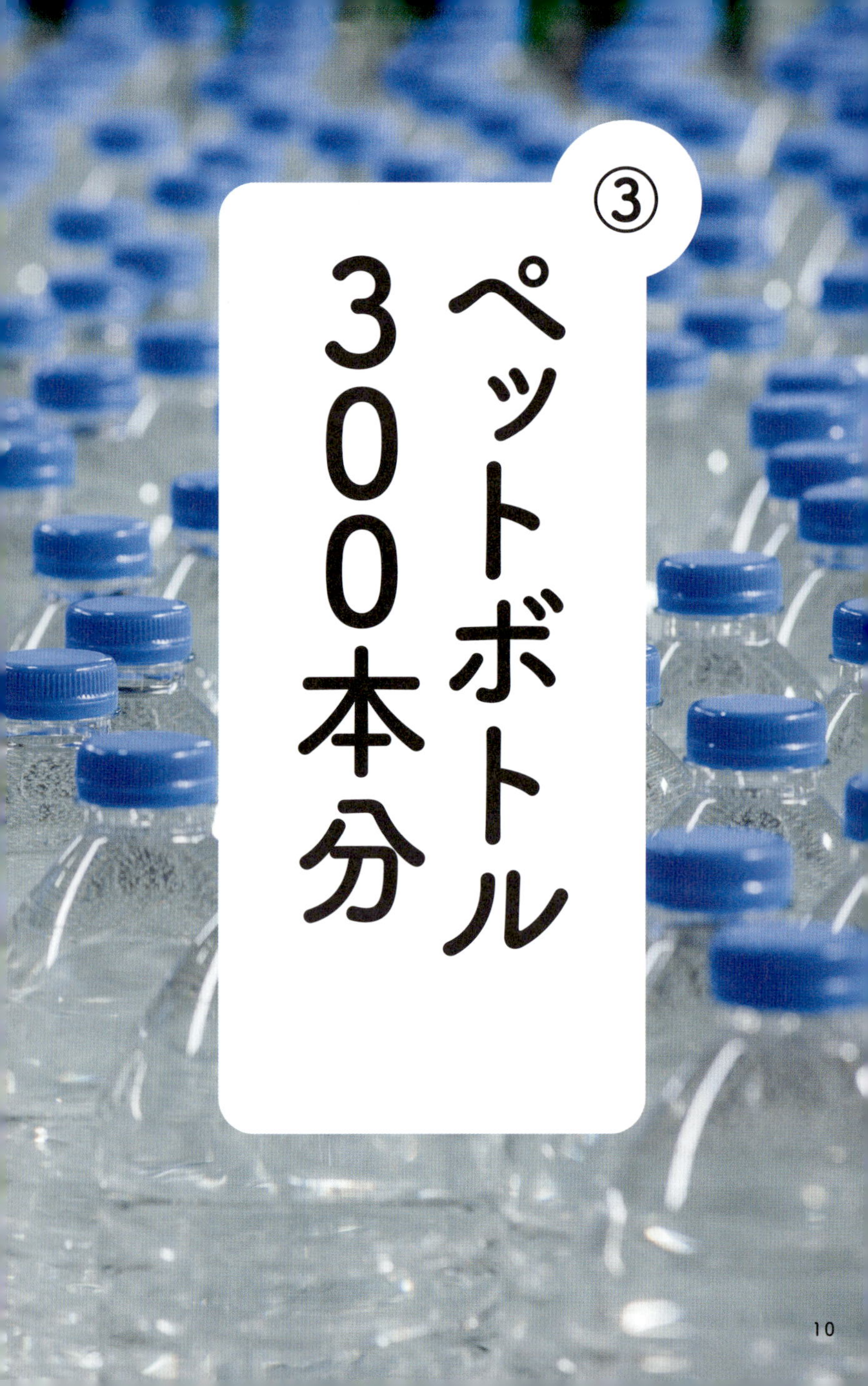

③

ペットボトル300本分

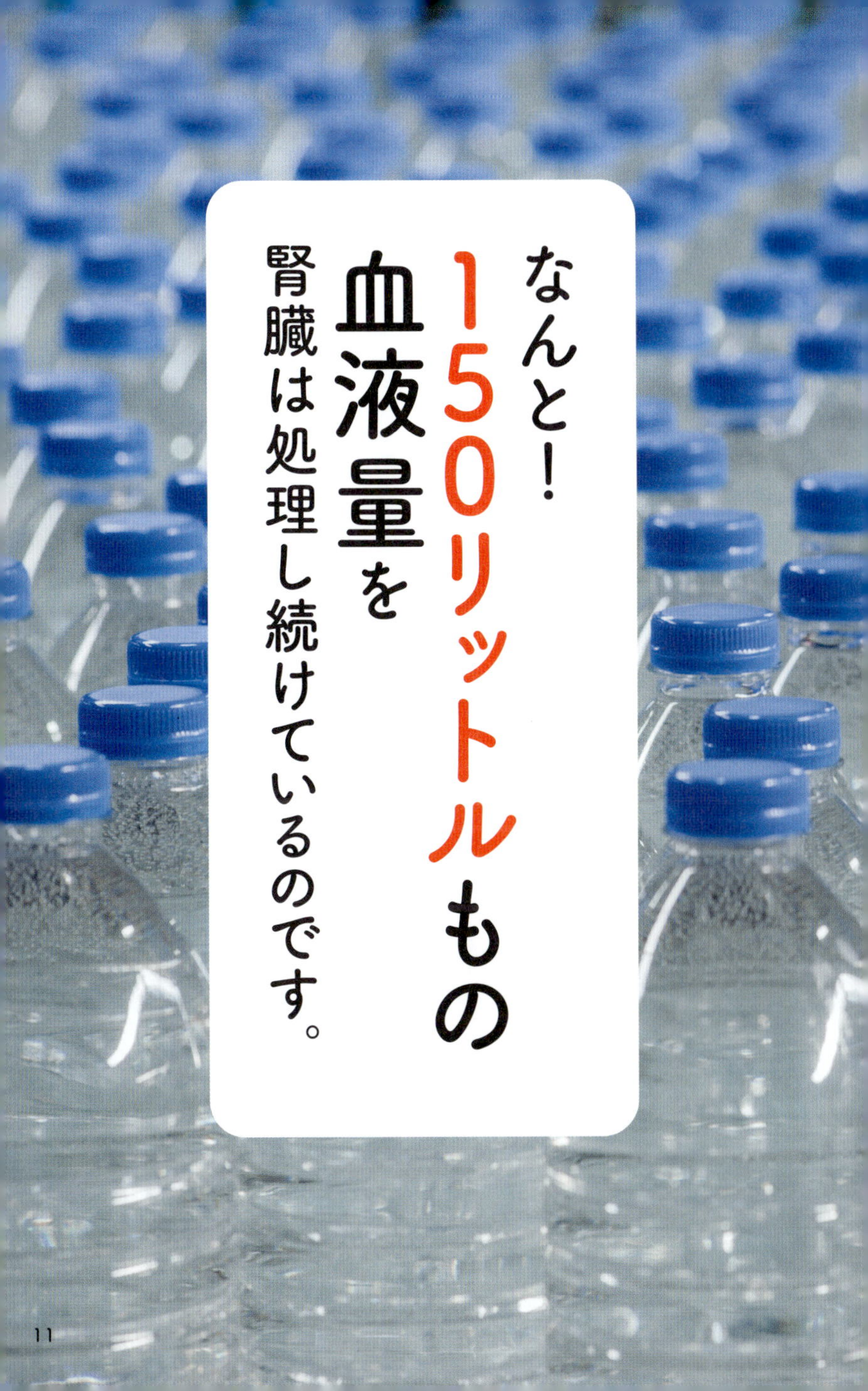

なんと！
150リットルもの
血液量を
腎臓は処理し続けているのです。

腎臓がものすごい量の血液を処理し、
体に必要なものと不必要なものを
仕分けし続けていることがわかっていただけたかと思います。

とにかく**腎臓は働き者**なのです！

そんな、働き者の腎臓ですが、
定期的にメンテナンスをしてあげないと
ストレスやタバコ、食生活の乱れなどで
どんどん**弱っていきます。**

ところが、腎臓は辛抱強い臓器で、
弱音をはかずにもくもくと働き続けます。
そして、ある日突然、悲鳴をあげます。

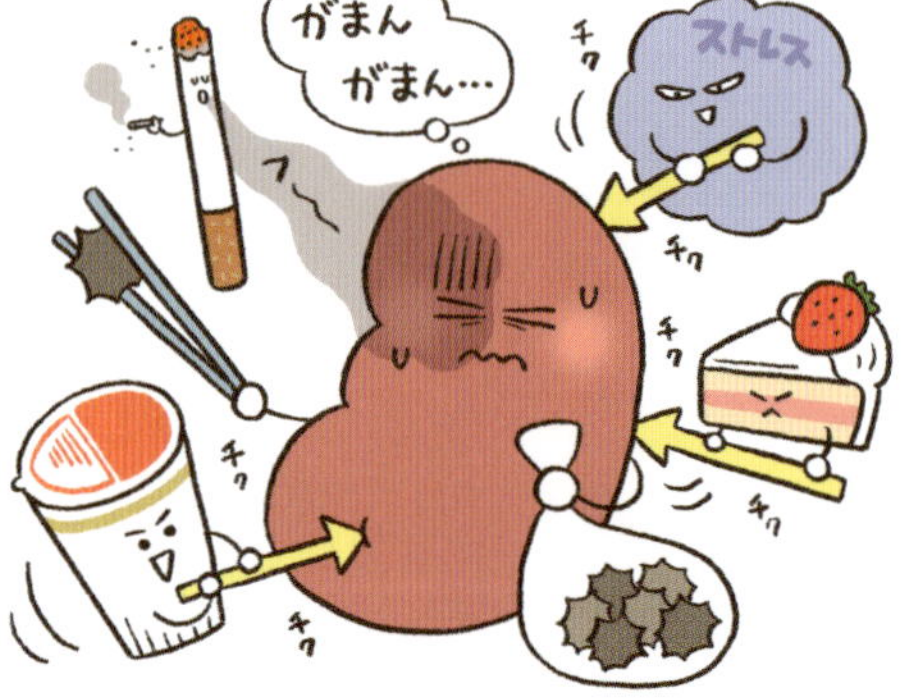

腎臓が働くことができなくなると
ゴミまみれの血液が全身を巡り、
さまざまな臓器に悪さをします。
すると、いろいろなところに不調が表れます。
弱り切った腎臓を癒すことはとても大変です。
そのため、本格的にSOSが発せられる前に、
食べるものや暮らし方を変え、
腎臓をメンテナンスしてあげることによって、
疲れ切った腎臓を癒し、元気づける
ことが重要なのです。
本書では、腎臓専門医の私が実践している
メンテナンス法をご紹介します。

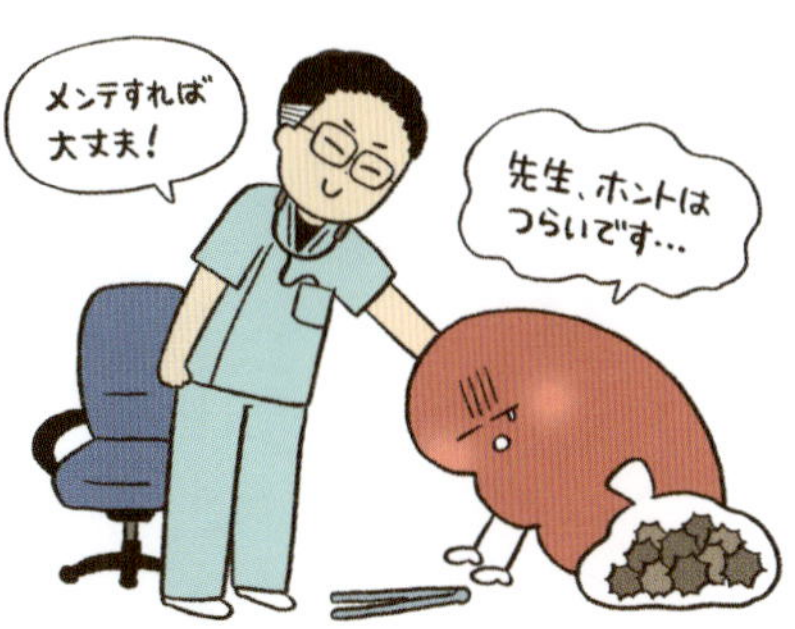

← 腎臓をメンテナンスするといいことがいっぱい!

腎臓をメンテナンスすると
体がこんな風に
変わっていきます！

自律神経が
整う

認知症のリスクが
下がる

骨が
強くなる

太りにくく
なる

脳卒中の
リスクが下がる

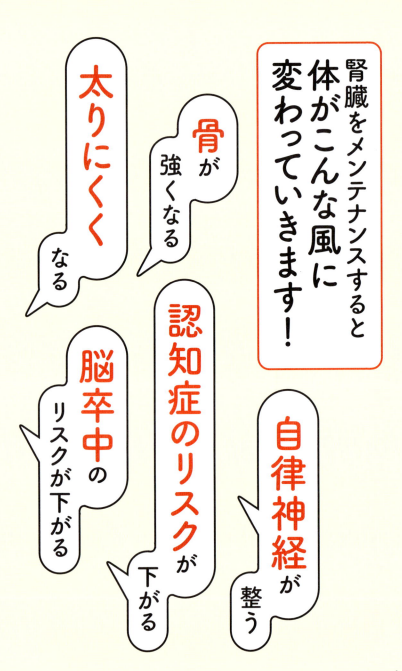

むくみがとれる

心筋梗塞のリスクが下がる

疲れにくくなる

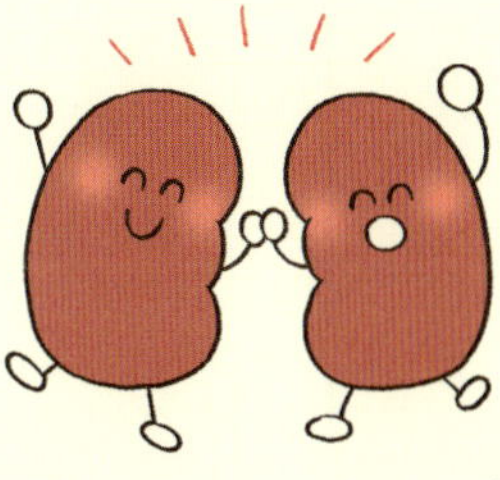

冷えや肩こりがよくなる

血圧が下がる

腸内環境がよくなる

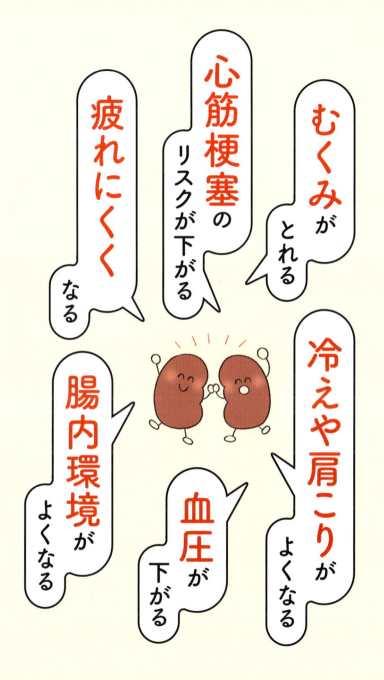

さあ、今日から
弱った
腎臓のメンテナンス
を始めて、

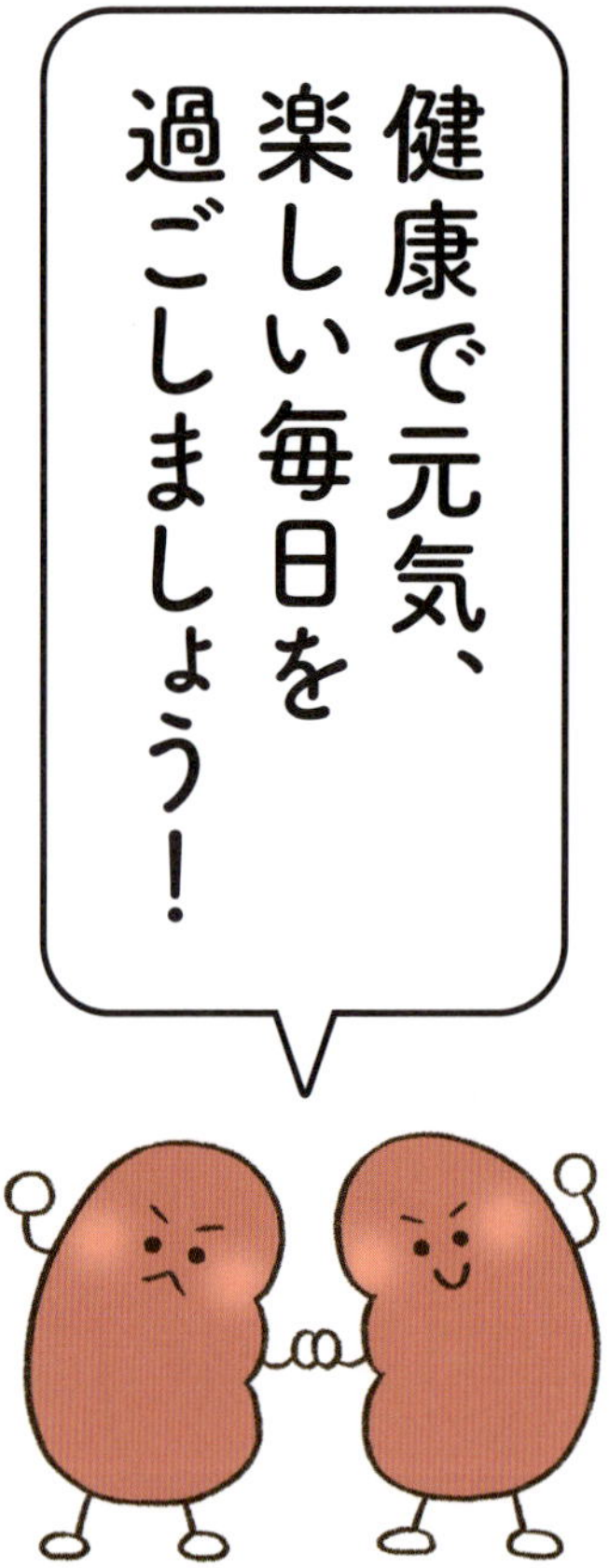

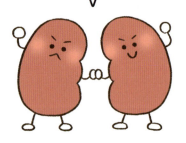

［はじめに］

突然ですが、腎臓って、わかるようでわかりにくくありませんか？
私の患者さんの中にも、
「健康診断で腎臓の数値が悪いと言われたものの、
どうすればいいのかわからなかった」
「本やインターネットの記事を読んでみたけど、難し過ぎる」
「暗い情報ばかりで、調べれば調べるほど不安になってしまった」
このようなことを訴える患者さんがたくさんいらっしゃいます。
しかし、こう思った方がいらっしゃっても、仕方がないんです。
腎臓はとても複雑なしくみをもつ臓器だからです。
さらに症状が表れにくいからこそ、
得体の知れないものに感じられて、不安もつのりますよね……。

私も患者さんに腎臓のことを
どう理解していただくか、毎日、試行錯誤しています。
なぜ、こんなにも腎臓というものは、わかりにくいのか。

次の4つが私が患者さんと接する中で
見出したわかりにくさの原因です。

①構造が複雑過ぎる。
②役割が多過ぎる。
③症状が表れにくいため、
弱っていることがわからない。
④検査の数値の見方がわかりづらい。

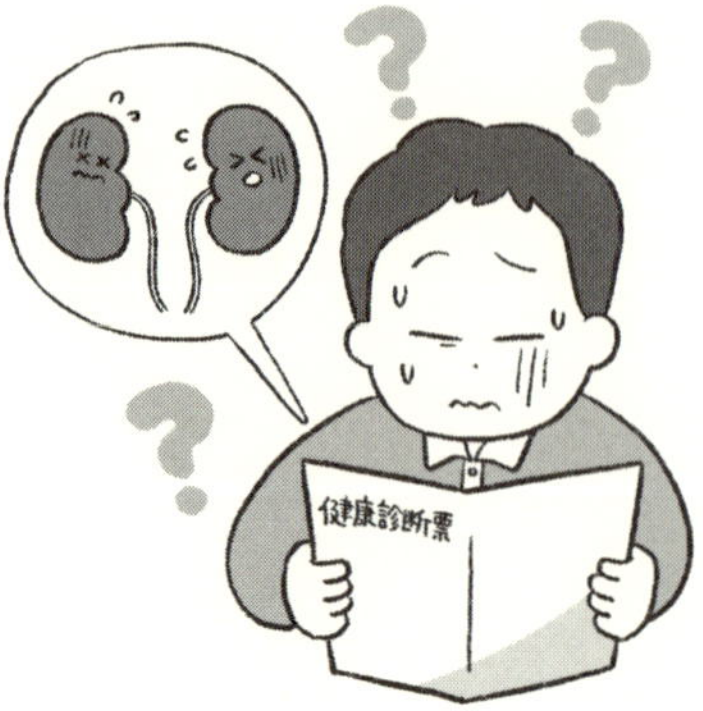

ある日突然、「腎臓の数値が悪いですね」と言われ、
「ネフロン」「eGFR値」が……なんて説明されても、
もう、呪文のようにしか聞こえないのではないでしょうか。

そして、腎臓のために何をしていいかもわからず途方に暮れる……。
本書『腎機能を自力で強くする 弱った腎臓のメンテナンス法』は、
そんな「わからない」を解消し、

どうすればあなたの腎臓を
守っていけるのかが理解できる本です。

ぜひ次のページでどのような書籍かをご確認ください！

構成でできています。

第1章

腎臓の驚きの働き！

もし、あなたの体に「腎臓」がなかったら

寿命を左右する大切な臓器、腎臓の働きを詳しく解説します。腎臓メンテナンスの必要性を理解できるはずです。

第2章

勘違いがいっぱい！

腎臓を疲れさせないための基礎知識

弱音を吐かないことが災いして、腎臓は酷使されがちです。腎臓にとって何が必要で、何が悪いのかをしっかり把握しましょう。

第3章

弱った腎臓がみるみる元気になる！

食べ方メンテナンス

腎臓の運命を左右するのは食べ物です。どんなものを食べるべきか、逆に避けるべきかを詳しくみていきます。

本書は、このような

第4章

腎臓の労働環境を徹底改善！

暮らし方メンテナンス

ほんの少し生活習慣を変えるだけで腎臓は活力を取り戻します。腎臓メンテナンスにつながる暮らし方のヒントをご紹介します。

第5章

あなたの腎臓は大丈夫？

腎臓からのSOSを見逃さないための基礎知識

腎臓からのSOSに気づいてあげることが腎臓メンテナンスの第一歩。そのために知っておくべきことを解説します。

第6章

腎臓専門医をお手本に！

高取先生の腎臓メンテナンス生活のヒント

腎臓専門医である私がどのようなことに気をつけて食べ、暮らしているのかをご紹介します。腎臓メンテナンスにお役立てください！

「腎臓＝とても大切な臓器」であることは、
なんとなくわかっているのに、
どのような働きをしていて、
なぜ大切なのかがわからない……。
数値が悪いと言われて不安で仕方がない。
でも、何をしていいかがわからない。

そのような方も多いかもしれませんが、この書籍では

誰も〝おいてけぼり〟にしたりはしません！

基礎の基礎からわかりやすく、
理解できるようにしています。

さらに、イラストや図解をたくさん入れて、直感的に理解できるようにも工夫をしていますので、途中で「？」とわからなくなることもないと思います。

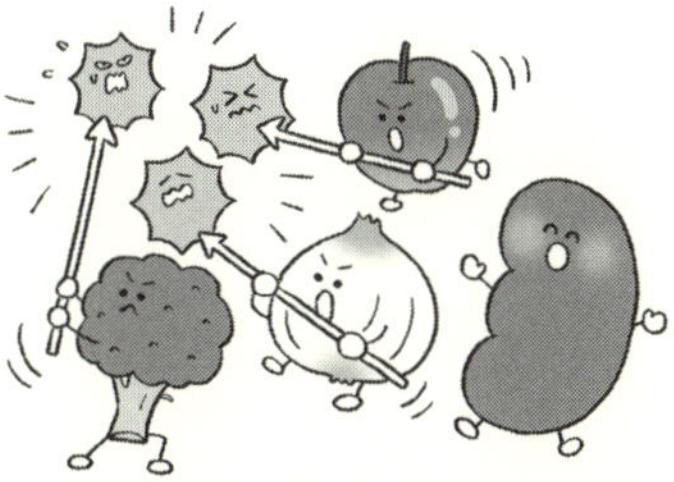

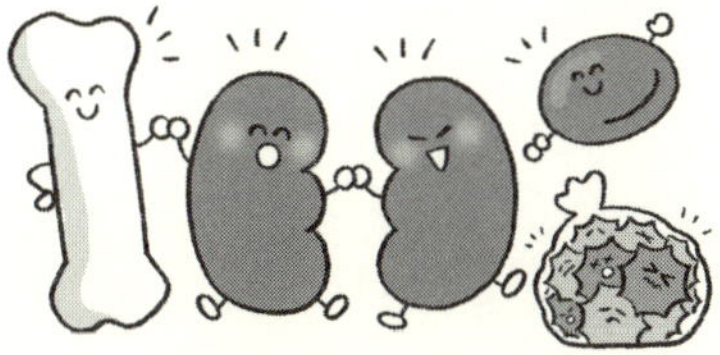

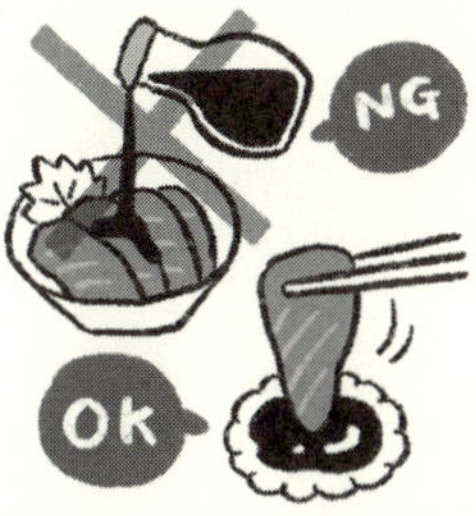

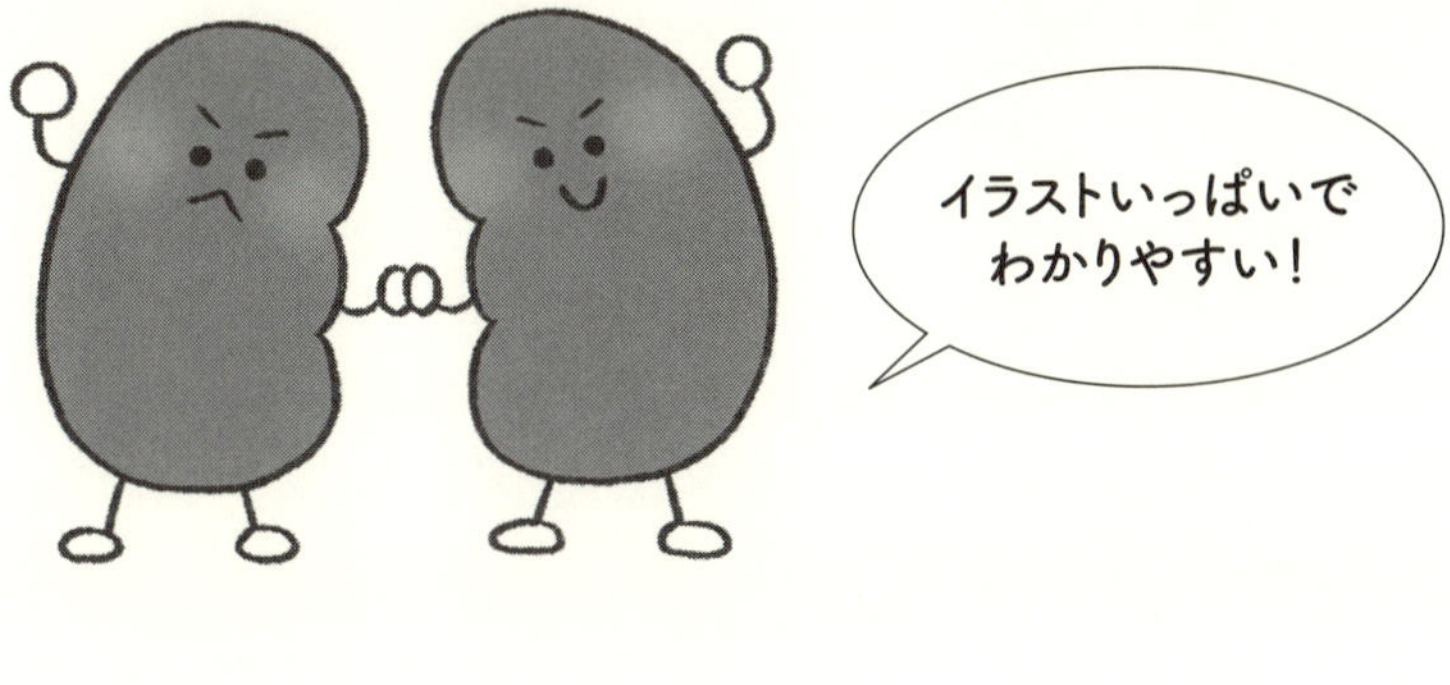

この本を読み終えると、

「腎臓って本当に大切なんだ！」
「腎臓を守るためには
　こんなところを注意すればいいんだ」
「こんなものを食べてみよう」

という風に
あなたの頭の中に知識がどんどん蓄積されていきます。
そして、自然と毎日の生活に
取り入れていくことができるようになり、
弱った腎臓が少しずつ
本来の力を発揮していきます。

この書籍は、
腎臓について悩んでいる方にとっての
「希望の書」となるように、
丁寧に丁寧にまとめていきました。

ぜひ、この本を、あなたの腎活ライフ、
そして健康で健やかな生活の
一助にしていただければ幸いです。

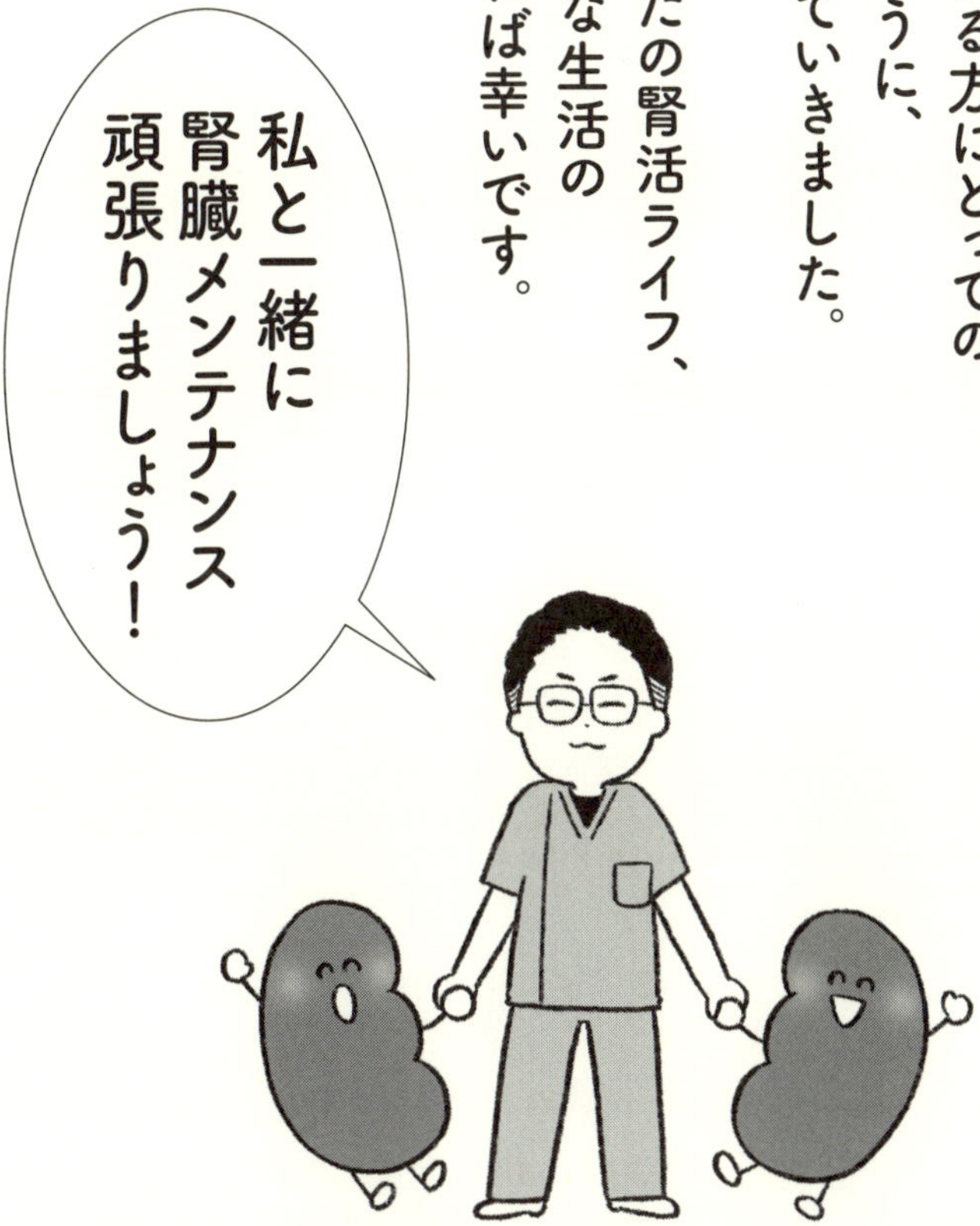
私と一緒に
腎臓メンテナンス
頑張りましょう！

目次

第1章

腎臓の驚きの働き！
もし、あなたの体に「腎臓」がなかったら

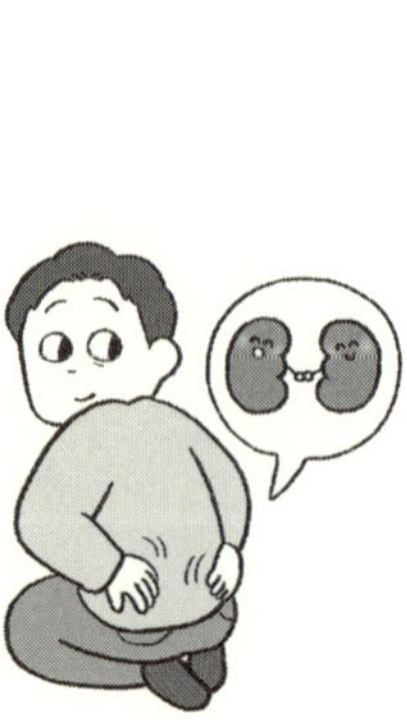

第2章

勘違いがいっぱい！ 腎臓を疲れさせないための基礎知識

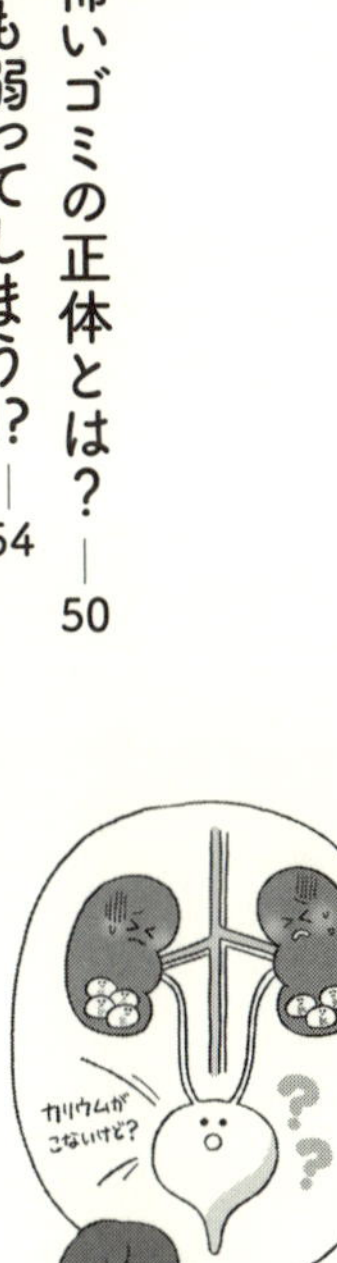

第3章

弱った腎臓がみるみる元気になる! 食べ方メンテナンス

第4章

腎臓の労働環境を徹底改善! 暮らし方メンテナンス

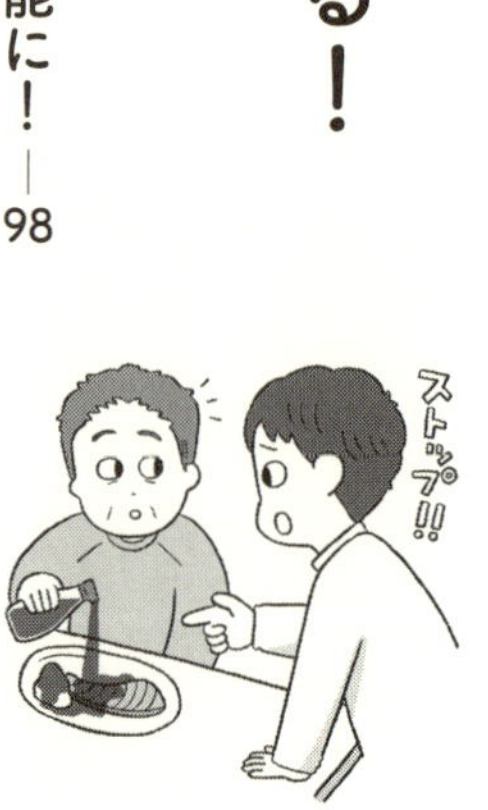

第5章

あなたの腎臓は大丈夫？ 腎臓からのSOSを見逃さないための基礎知識

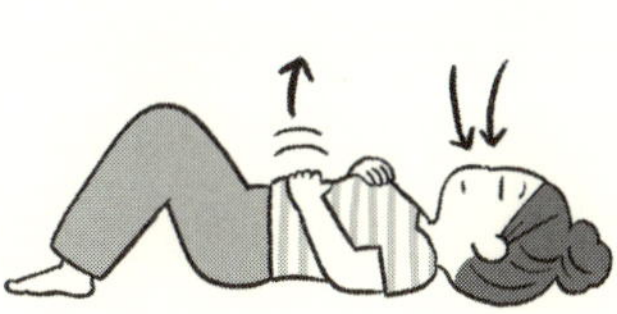

第6章

腎臓専門医をお手本に！ 高取先生の腎臓メンテナンス生活のヒント

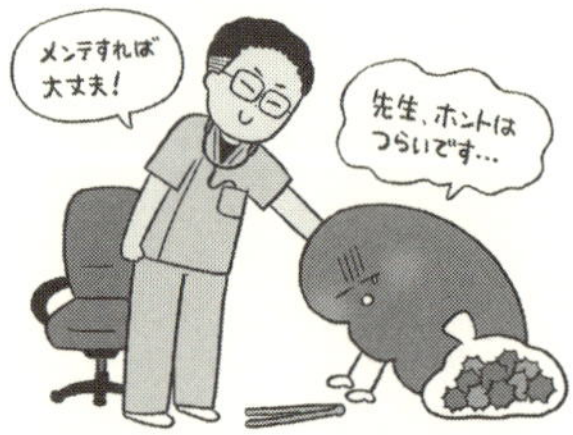

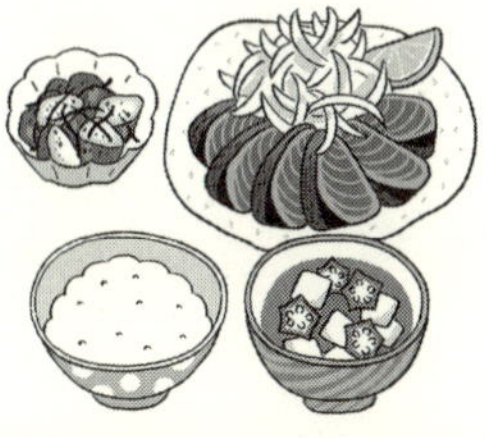

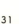

この本の読み方

○ 腎臓がどんな臓器かを基礎から知りたい方
⇒**2**ページから、わかりやすくご説明しています。

○「一度ダメになった腎臓は元に戻らない」と思っている方
⇒あきらめる必要はありません！
この本を**第1章から順番**に読むことで
解決策が見出せます。

○ 健康診断で腎機能が低下していると言われて
不安に思っている方
⇒焦らず、**61**ページからの章を読んで、
まずはご自身の生活を見つめ直してみてください。

○ 腎臓のためには厳しい食事制限が必要と思っている方
⇒**93**ページから、腎臓が弱っていても
楽しく食事ができるコツをご紹介しています。

○ とにかく「いま、どうしたらいいのか？」
「いま、何をしたらいいのか？」を知りたい方
⇒**127**ページから、弱った腎臓をいたわる暮らし方を
さまざまな角度からご紹介しています。

○ とにかく不安で仕方がないという方
⇒**167**ページから、腎臓専門医である私の食べ方、
暮らし方をご紹介しています。
みなさんの生活に取り入れてみてください。

第1章

腎臓の驚きの働き!

もし、あなたの体に「腎臓」がなかったら

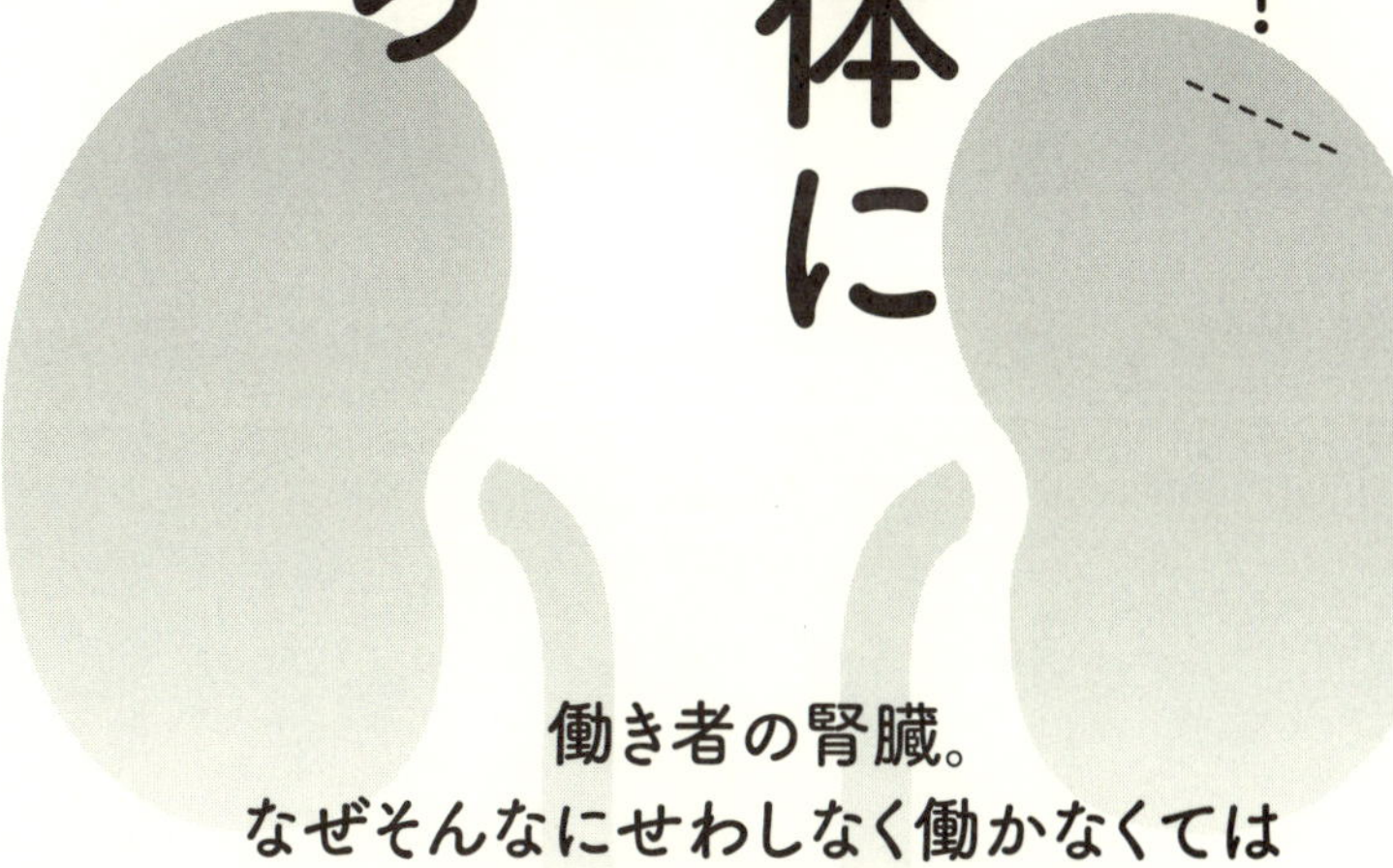

働き者の腎臓。
なぜそんなにせわしなく働かなくては
ならないのでしょうか?
ここでは腎臓がどのような大役を
務めているのかをみていきましょう。

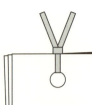

腎臓は縁の下の力持ち
意外にスゴい腎臓の〝底力〟

ここで突然ですが、腎臓に関してひとつ質問をします。

もし腎臓がなくなったとしたら、どうなると思いますか？

では、その答えの一例をあげてみます。

- 体中に水分がたまり、むくみやすくなってしまう。
- 高血圧になり、心筋梗塞《しんきんこうそく》や脳梗塞《のうこうそく》などになりやすくなる。
- 骨がもろくなり、骨折しやすくなってしまう。
- ほかの臓器の機能が低下してしまう。

もちろん、これだけではありませんが（そもそも、腎臓の機能がまったく働かない場合、10日〜2週間ほどで命の保証がなくなってしまうのですが）、**腎臓が全身に深く関わっている臓器**だということがおわかりいただけるかと思います。

昨今、**「腎臓が寿命を決める」**といわれていることをご存知でしょうか。

それは腎臓が人間が生きるうえで欠かせない機能をコントロールするという役割を担っているからです。

ここから腎臓がいかに私たちにとって大切な存在であるのか、詳しくお話ししていきましょう。

そんな大切な腎臓が体のどこにあるかというと、体の背中側の腰の上部に背骨をはさむように左右にひとつずつ位置しています（次のページにあるイラストを見てください）。

腎臓は背中側にあります

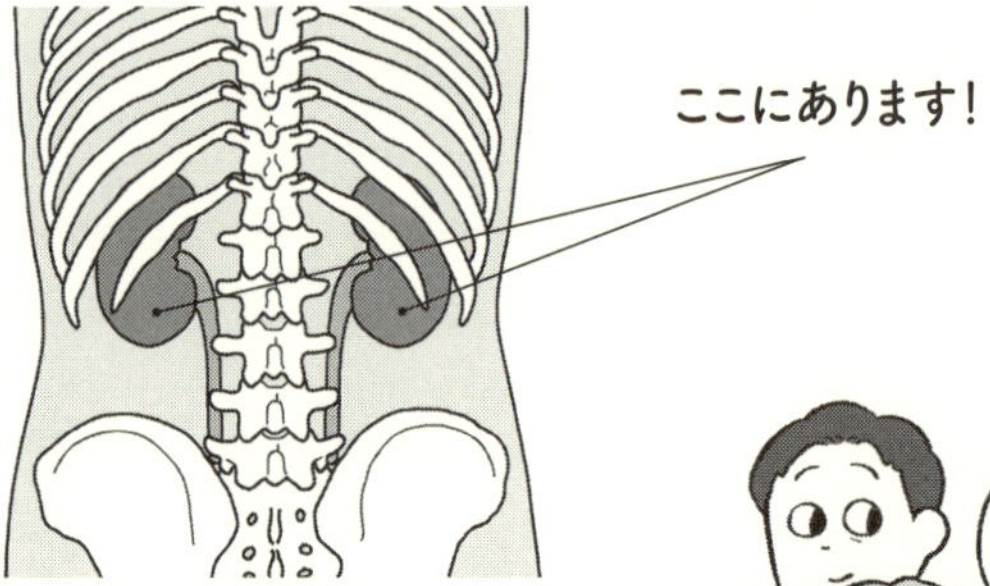

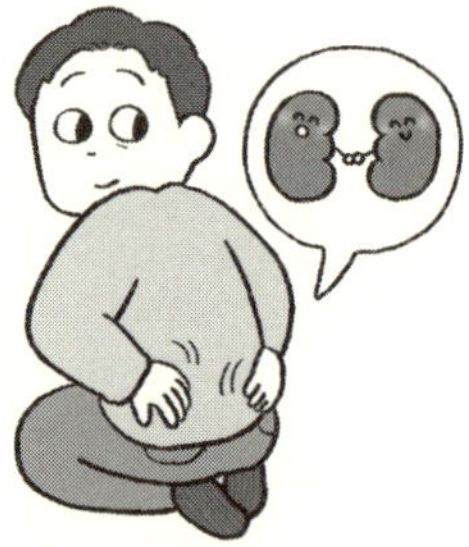

腎臓は体の背中側に位置します。そら豆のような形をした握りこぶしほどの大きさで、背骨をはさんで左右対称に2個あります。腎動脈という太い血管がつながっていて、ゴミが混じった大量の血液が流れ込んできます。

腎臓1個の重さは約150gで、握りこぶし程度の大きさしかありませんが、そこに、心臓から出た血液のおよそ4分の1が流れ込んでいます。これだけだとピンとこないかもしれませんが、**体重の200分の1以下の重さの腎臓に、1分間に約1リットルの血液**と聞くと、かなりの負荷がかかっていることがおわかりになると思います。

これだけ大量の血液が流れ込んできている理由は、**腎臓が非常に重要な役割を果たしているから**です。主な役割は次のページを見てください。

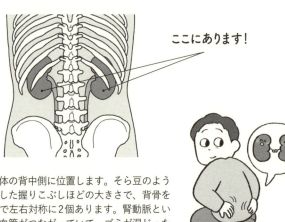

腎臓の主な役割

血液中のゴミ（老廃物）を尿として排泄する

血液をろ過して老廃物を尿として体外へ排出します。同時に、体に必要なものは再吸収して血液中に戻します。

体内の水分の量と濃度を調節する

体内の水分バランスがつねに一定になるように、尿量を調整します。水分が不足している状態のときは腎臓は尿量を減らし、たくさんとったときには尿量を増やして余分な水分を排泄します。同時に、電解質と呼ばれる、ナトリウム、塩素、カリウムやカルシウムなどの濃度を調整しています。

血圧を調整する

余分なナトリウムを排出することで血圧の調節を助けます。また、血圧の調節に関わる酵素を分泌することで、血圧を正常に保ちます。

ビタミンDを活性化させる

食事でとったビタミンDはそのままでは体で使うことができません。腎臓はビタミンDを、体で使うことができる活性型ビタミンDに変換する働きをもちます。機能が低下して活性型ビタミンDが作られなくなると、骨にカルシウムが十分に吸収されず、骨粗しょう症のリスクが高まります。

血液を弱アルカリ性に保つ

健康な状態では、血液が弱アルカリ性に保たれている必要があります。腎臓は体が極端にアルカリ性になったり、酸性になったりしないように調整します。

赤血球の数をコントロールする

赤血球の数を調整する酵素を分泌します。機能が低下すると、貧血になったり、血液がドロドロになったりします。

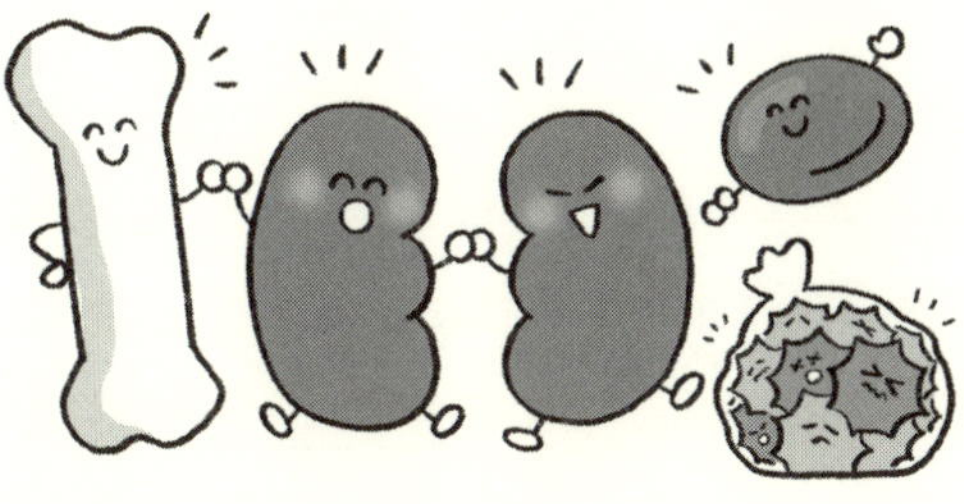

前ページで解説したような腎臓の働きのおかげで、生きていくために必要不可欠な**「ホメオスタシス（生体恒常性《せいたいこうじょうせい》）」**が保たれています。少し言葉が難しいですが、簡単に言うと、**環境に左右されずに体内を一定に保つしくみ**です。

私たちが生活している環境はつねに一定ではありません。雨が降ったり、暑くなったり、寒くなったり、ジメジメしたり、乾燥したりと、刻々と変わっていきます。そして、**その変化に左右されることなく体の内部がいつも一定に保たれていなくては私たちは生きていくことはできません**よね。

たとえば、暑さや寒さなどに影響されて体温が激しく変動したら、体は機能停止状態に陥ってしまいます。

この**ホメオスタシスを維持するうえで、とくに重要な働きをする臓器が腎臓**です。

具体的には、がぶがぶと大量に水を飲んだときには尿を増やし、逆に飲めない状況に陥ったときには尿を減らすといった調整を行っているのです。

また血管、細胞、神経、筋肉などの機能の調整に欠かせない、体液に含まれている電解質（ナトリウムイオンやカリウムイオンなど）にも目を光らせて、体にとって不必要なぶんは尿として排泄し、必要なぶんは体に戻しています。こうして、体液はちょうどよい量と濃度になるように調整されているのです。

もしも腎臓がなくなったら、体の中はゴミだらけになるだけではなく、ホメオスタシスも維持できなくなって、**脳や心臓などの全身の臓器が本来の機能を果たせなくなってしまいます。**

これが、「腎臓が寿命を決める」といわれている所以《ゆえん》なのです。

そんな腎臓はとても複雑な構造をしています。まずは、次のページの図を参照してください。順番にひとつずつみていきましょう。

体のゴミの仕分け人
「腎臓」の断面

腎動脈を介して老廃物で汚れた血液が流れ込み、ろ過されてきれいになった血液は腎静脈を介して全身へ戻されます。

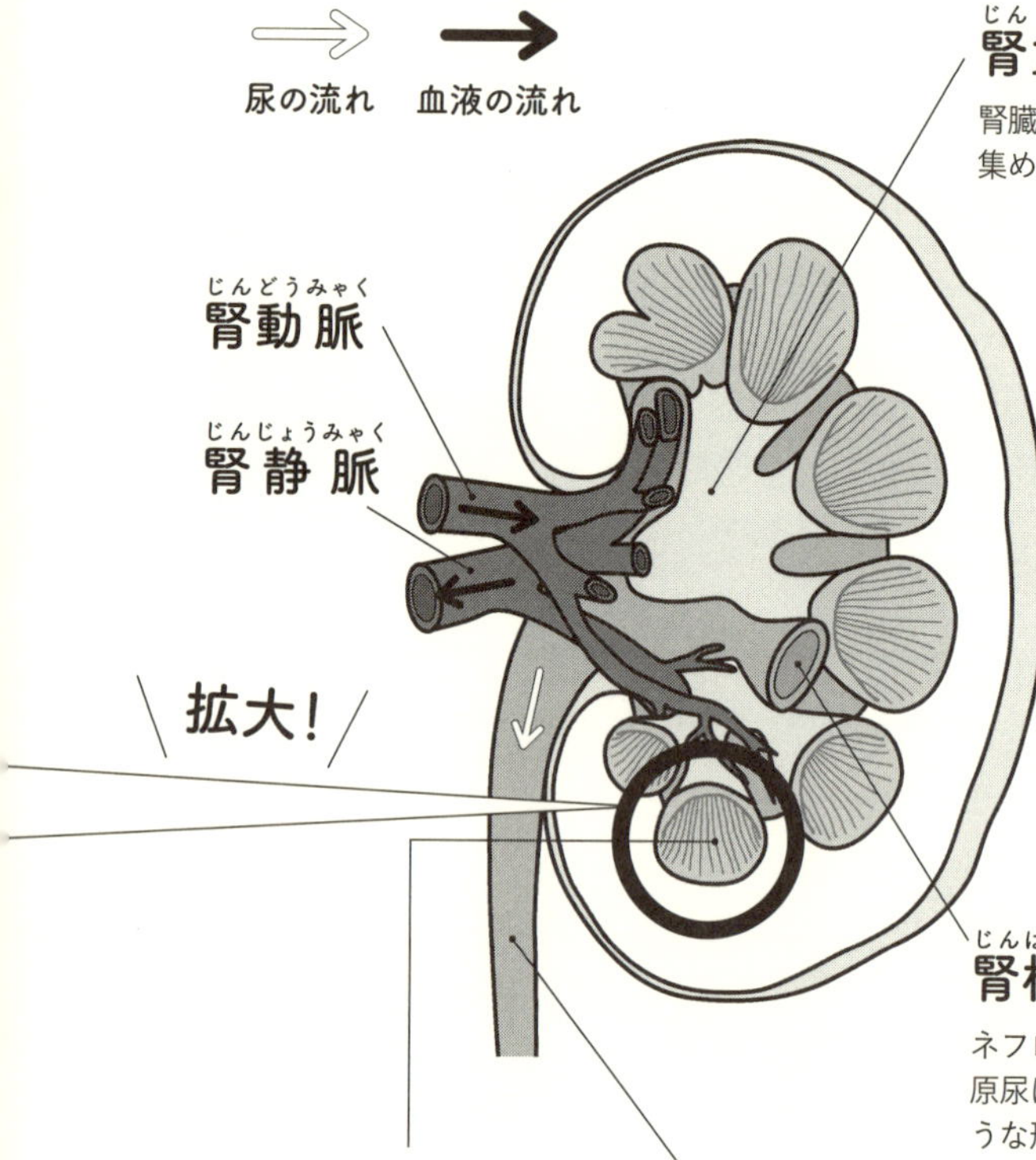

腎盂《じんう》

腎臓で作られた尿を集めます。

腎杯《じんぱい》

ネフロンで作られた原尿は、コップのような形をした腎杯へと流れ込み腎盂へと送られます。

腎臓の中には、糸球体と尿細管でできたネフロンと呼ばれる構造があり、片方の腎臓だけでも約100万個ものネフロンが存在しています。

尿管《にょうかん》

腎盂に集められた尿は尿管を通して膀胱へ送られます。

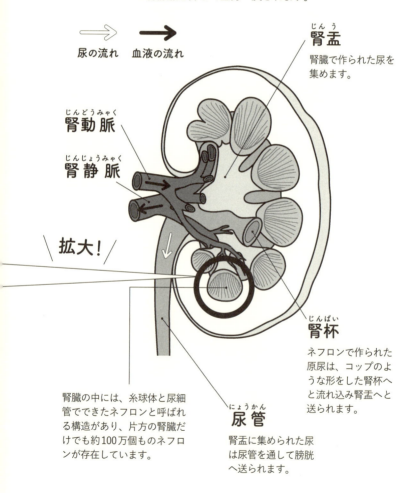

ゴミを仕分ける中心器官「ネフロン」の構造

ネフロンは、数本の毛細血管が毛糸の玉のように丸まってできているろ過装置である「糸球体」と、糸球体からつながる「尿細管」という管でできています。

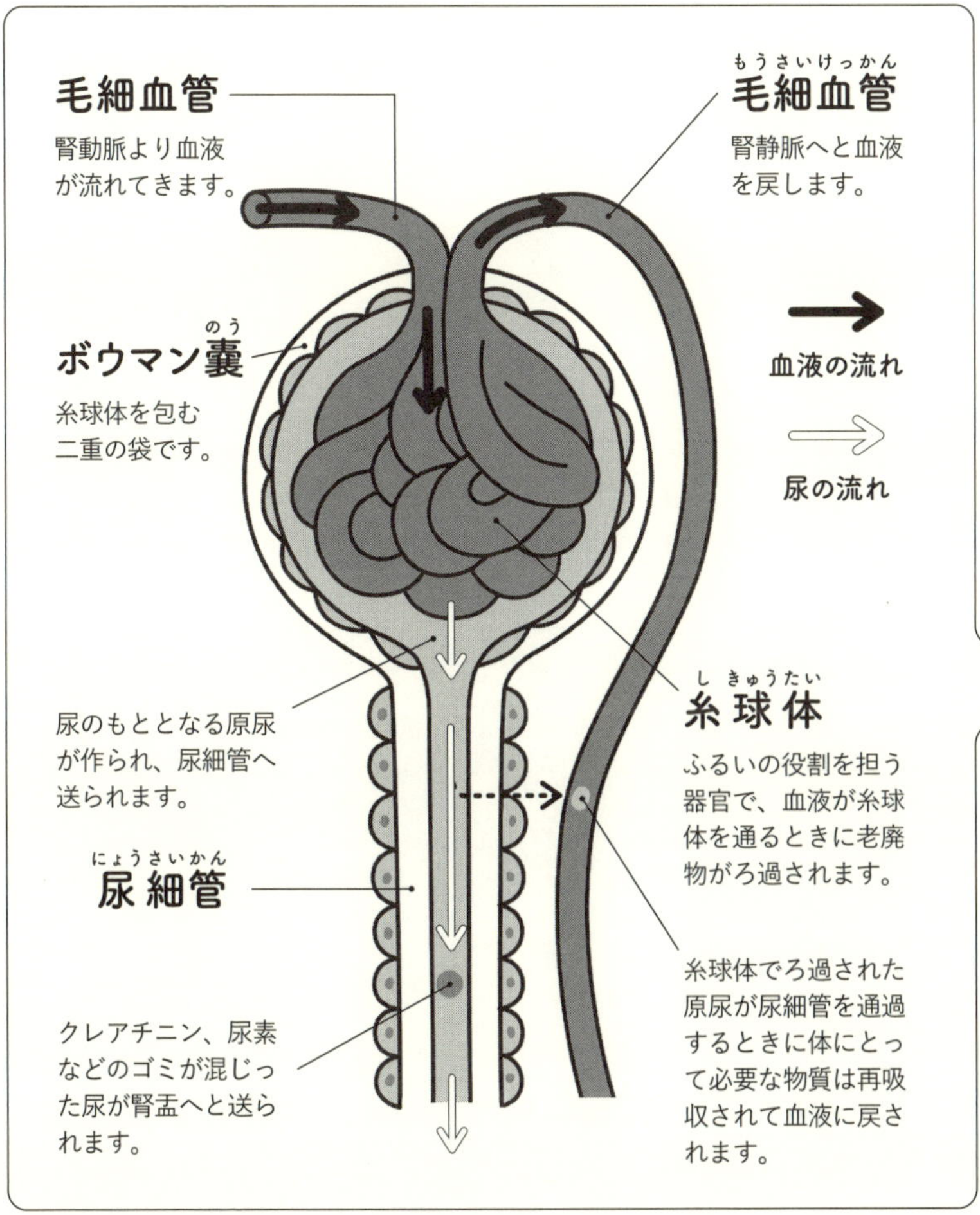

毛細血管
腎動脈より血液が流れてきます。
毛細血管《もうさいけっかん》
腎静脈へと血液を戻します。
ボウマン嚢《のう》
糸球体を包む二重の袋です。
血液の流れ
尿の流れ
尿のもととなる原尿が作られ、尿細管へ送られます。
糸球体《しきゅうたい》
ふるいの役割を担う器官で、血液が糸球体を通るときに老廃物がろ過されます。
尿細管《にょうさいかん》
糸球体でろ過された原尿が尿細管を通過するときに体にとって必要な物質は再吸収されて血液に戻されます。
クレアチニン、尿素などのゴミが混じった尿が腎盂へと送られます。

心臓から送り込まれた血液は、毛細血管（細い血管）の塊《かたまり》でできている「糸球体」という場所で、必要な赤血球やタンパク質などと、不必要なゴミなどとにふるい分けされます。

ゴミなどを含んだ水分（原尿）を受け止めているのが、「ボウマン嚢」です。原尿には、水分も含め、体にとって必要な物質がたくさん含まれています。こうした物質を「尿細管」が再吸収しています。

このように**血液のろ過と再吸収を365日、24時間休まず行っている**ため、血液に糖がたくさん含まれていたり、血圧が高くなったりすると、糸球体や尿細管はダメージを受けてしまいます。

ただ、「沈黙の臓器」と呼ばれている腎臓は、**ダメージを受けてもほとんど症状が表れることはありません。**腸のように「おなかが痛い」といった直接的なサインを出さないのです。そのため、本人が気づかない間に、**ジワジワと機能低下が進行していく可能性が高い**のです。

いまの腎臓の状態を知るには、次のような体の変化を確かめるといいでしょう。

あなたの腎臓は大丈夫？　5つのチェックポイント

① 突然、尿の量が減ってしまった

「急性腎障害」といって、**尿細管に激しい炎症が起こっている可能性**があります。

急性腎障害は薬剤が引き起こすケースが多いのですが、サプリメントや食品で炎症が起こることもあります。

尿の量を推し量る目安としては、**トイレの回数**があります。**一般的に正常であれば1日当たり5～7回といわれており、2回以下であると尿の量が少ない**といえます。ただし、頻尿などは膀胱《ぼうこう》に問題があるときに発生することもあるので、トイレ

の回数だけで判断するのは早計です。

尿の量の減少に加えて、とても疲れやすくなり、ひどいむくみや食欲不振が表れた際には、すぐに腎臓内科や内科を受診してください。

②夜に尿意で目が覚める

子どもと大人とでは、尿の出方が違いますよね。赤ちゃんのときは尿の出をコントロールできないので、おむつをつけます。そして、幼い頃はおねしょをするときもありますが、成長するにつれてそれがなくなっていきます。

大人になれば、昼間は何度かトイレに行きますが、夜はほとんど行かなくなっているはずです。トイレに行かなくても済むのは、**腎臓に夜間の排尿回数を減らして尿を濃縮する機能が備わっているから**です。

それにもかかわらず、「トイレに行きたい」と尿意を覚えて夜中に何度も目を覚ますのは、**腎臓の機能が落ちて、尿の濃縮力が低下しているから**です。

③ よく足がつる

眠っているときに、**突然、足がビリビリと強く痛んでつる**ことはありませんか？

これは**「こむら返り」**とも呼ばれていますが、頻繁に起こる場合は、腎臓に不調をきたして体液のバランスが保たれなくなっている可能性があります。

④ 頭痛や首のこりに悩まされがちだ

血圧が高いときには、血管がギュッと収縮していて、血行障害が起こっています。

そのために、**頭痛や首のこりが発生しやすくなります。**

さらに血圧の高い状態が続くと、全身の血管は高い圧力を受け続けることになり、次第に血管の内部が硬く、もろくなってしまう「動脈硬化」が起こります。当然、**毛細血管という細い血管の集合体であり、たくさんの血液が送り込まれる腎臓の血管は、その影響を大きく受けてしまいます。**高血圧気味で、さらに頭痛や首こりが続くようなら要注意です

⑤食後に強烈な眠気に襲われる

食事でとった炭水化物（糖）が消化吸収されるとブドウ糖に変換されて血液の中に放出されます。これが「血糖」で、その量を示すのが血糖値です。

食事をする前と後で血糖値が異なるのですが、食事をすると食べ物が消化吸収されて血中に糖が放出されるため血糖値は上昇します。しかし、食べたものによっては血糖値が急上昇した後、急降下を起こすことがあります。この状態は**「血糖値スパイク」**と呼ばれ、血糖値が急降下するときに、強い眠気に襲われたり、動けなくなるほどのだるさを感じたりします。

この**血糖値スパイクをくり返すことで血管は大きなダメージを受け、腎臓にも悪影響を及ぼします。**そのため、食後に頻繁に強い眠気に襲われる方は、腎臓がダメージを受けている可能性があります。

ここであげた5つの症状のうち、「①突然、尿の量が減ってしまった」については、早急に治療が必要なケースが珍しくありません。ですから、放置せず、すぐに病院を受診してください。

残りの4つの症状については、**これから生活習慣を改善することで、十分に対処できます**ので、ぜひ本書の腎臓のメンテナンス法を実践してみてください。

腎臓は、意外とタフな臓器

ここまで読んでいただき、腎臓に不安がある方は「やっぱりもうダメかもしれない」と思われる方もいらっしゃったかもしれません。

しかし、そんな方にお伝えしたいのは**「心配し過ぎないでください」**ということです。

20～30代の頃の腎臓の機能を100％とした場合に、**「10％が残っていたら、普通の生活を送るには十分です」**と言われたら、驚かれるでしょうか。

じつは、腎臓は意外とタフです。

たとえば、「生体腎移植」といって、ふたつある腎臓のうちのひとつを、親族から提供してもらう治療法があります。腎臓を提供した人（ドナー）は腎臓がひとつになりますが、機能はほぼ正常に保たれ、健康に暮らせています。

腎臓は生命を維持するうえで重要な役割を果たしていて、**ほかの臓器よりも潜在能力は高い**のです。

年齢を重ねるとともに腎臓の機能は低下していくものの、もともと余力はあるので、本来であれば厳しい食事制限や服薬、透析などを行わずに、私たちは寿命をまっとうできます。

たとえ高齢になって、健康診断で腎臓の機能を示す数値が少々悪くなっていても、**食生活や生活習慣を改善するなどして腎臓のメンテナンスを心がければ「もうダメだ」と悲観する必要はない**ということです。

ただし、糖尿病や高血圧、偏った食習慣などで腎臓を痛めてしまったら、若くても腎臓の機能は落ちてしまいます。私の元を訪れる患者さんたちの中には、まだ40代前半にもかかわらず糖尿病などの治療を怠って、腎臓が取り返しのつかないほどダメージを受けてしまい、「こんなことになるなんて、知らなかった」と後悔している人も少なくありません。

ほかに、感染症、薬剤などで腎臓の機能が急激に低下することもあります。

タフで、滅多なことでは弱音を吐かない臓器だからこそ、**日頃からちょっとした体の異変には敏感になる必要があります。**少しでも異変を感じたらかかりつけ医などに相談するようにしてください。

腎臓が処理しなくてはならない怖いゴミの正体とは？

人間の体の細胞の数は、およそ37兆個といわれています。一つひとつの細胞が血液で運ばれてきた栄養と酸素を受け取り、ゴミや二酸化炭素を血液に戻しています。

腎臓がふるい分けしている主なゴミには次のものがあります。

○尿素

タンパク質が分解された後にできるゴミ。

○クレアチニン

筋肉が運動するためのエネルギー源の燃えカス。

○尿酸

細胞の中に含まれる遺伝子の構成成分であるプリン体が、肝臓で分解されたときにできるゴミ。

尿酸は、血液の中で増え過ぎると、結晶になって関節にたまっていきます。すると、関節やその周辺で炎症が起こって腫れあがり、激しい痛みが表れます。これが**「風が吹いただけで痛い」が由来の、痛風**です。血液検査では、「尿酸値」という項目の数値が高くなります。

尿酸値に異常がみられたら、レバーをはじめとした内臓類、魚卵、ビールなど、プリン体が多く含まれる食品を控えることが必要となります。

薬を飲んで痛みが抑えられているからといって、プリン体がたくさん含まれているビールを飲むなど、痛風を軽く見ている人は少なくありません。しかし、**痛風の本当の害は「痛み」ではなく、腎臓に大きなダメージを与える**ということです。

痛風（尿酸値が異常に高い状態）が続くと、尿酸の結晶が腎臓にたまり、炎症が起きると、腎臓の機能が低下します。この状態は「**痛風腎**《つうふうじん》」と呼ばれています。痛風の症状が表れるのは主に足の親指のつけ根ですが、先ほど述べた痛風腎をはじめ、体のさまざまな部分もダメージを受けています。これを「臓器間ネットワーク」というのですが、これに関しては次項で詳しく説明しましょう。

腎臓は、細胞が出したゴミのほかに、**腸内細菌が作り出した毒素や、糖尿病の治療に使われる血糖値を下げるインスリン製剤などの成分も処理しています。**

これらのゴミや毒素、薬の成分が増え過ぎると、腎臓の処理が追いつかず、血液の中にたまっていきます。こうして引き起こされるのが、「**尿毒症**」です。全身がむくんで、皮膚が黒ずみ、骨はもろくなって、目が見えにくくなり、思考力が低下します。このように**腎臓が処理しきれなくなった毒素が体中を回って、全身の機能が落ちてしまう**のです。

腎臓が処理するゴミ

尿素

タンパク質は長い鎖のような形になっていて、体内に入ると、その鎖がハサミ（消化酵素）によって切り離されて「アミノ酸」へ分解されます。その分解後に発生するゴミです。

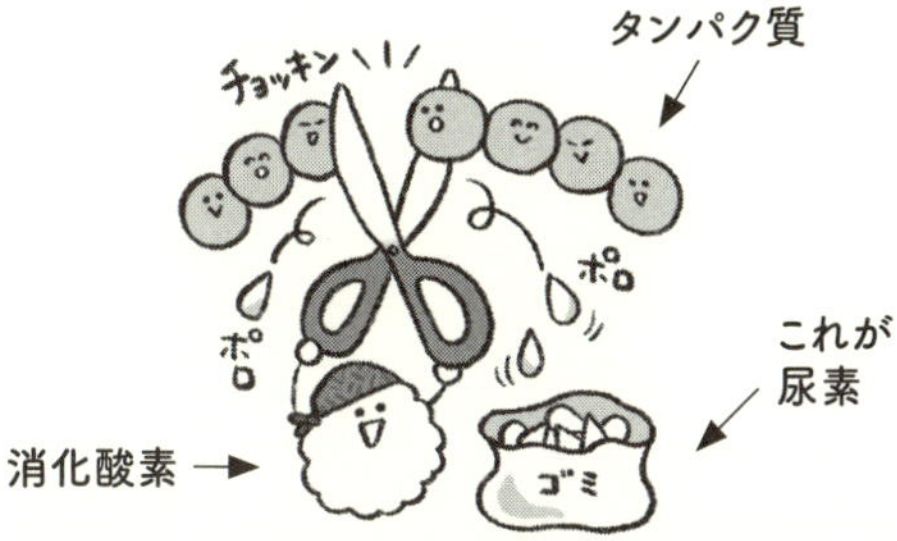

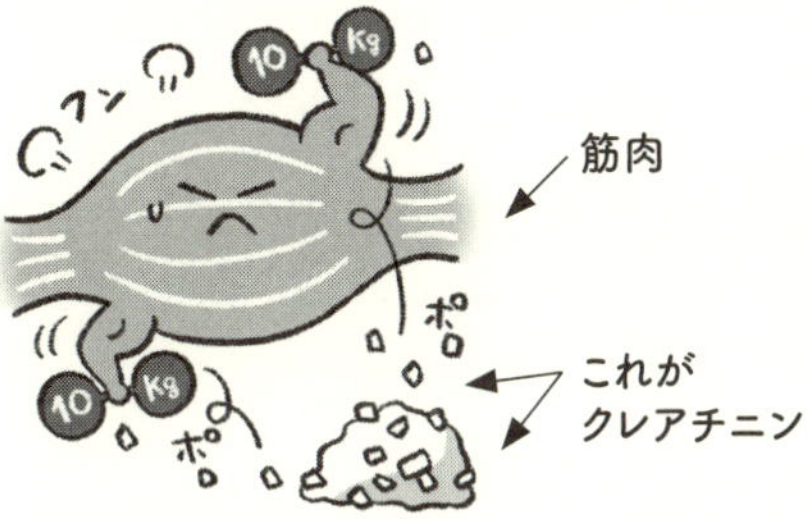

クレアチニン

「クレアチンリン酸」は筋肉を動かすエネルギー源となりますが、それを筋肉が消費するとゴミ発生します。それが、クレアチニンです。

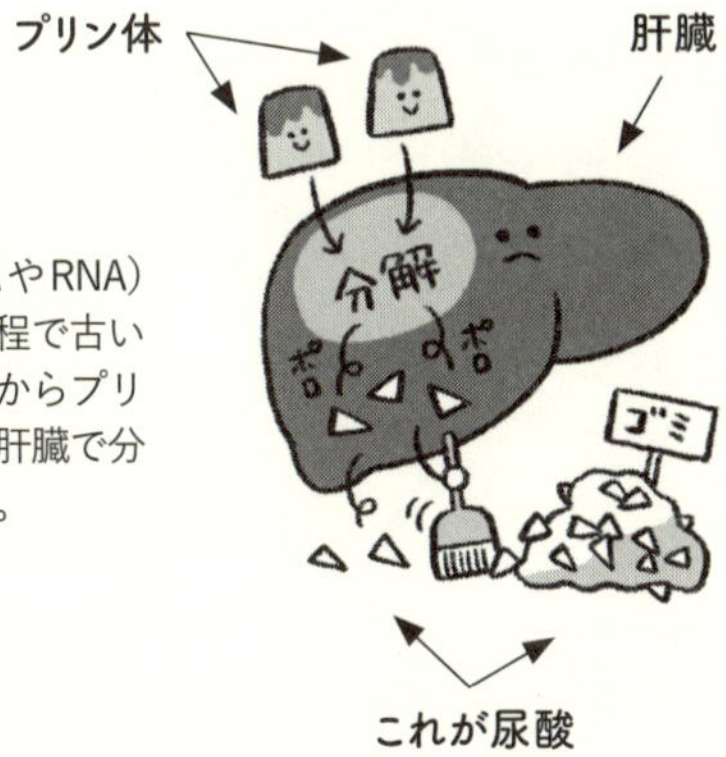

尿酸

プリン体は細胞の核酸（DNAやRNA）の主成分です。新陳代謝の過程で古い細胞が分解されると、核酸内からプリン体が放出されます。それが肝臓で分解されると尿酸が発生します。

腎臓が弱ってしまうと ほかの臓器も弱ってしまう!?

「もし、腎臓を何かにたとえるとしたら、何にたとえますか?」と聞かれたとします。私だったら、**舞台監督**と答えるでしょう。観客が舞台で目にするのは、演技をしている俳優ですが、俳優がよい演技をできるように全体を把握してサポートし、台を管理・運営しているのは監督です。

同じように**腎臓も、臓器の働きを下支えしている必要不可欠な存在**なのです。舞台は、監督や俳優だけでなく、美術・照明・衣装の担当など、さまざまなスタッフがチームを組み、一致団結して作り上げていくものです。

腎臓は縁の下の力持ち

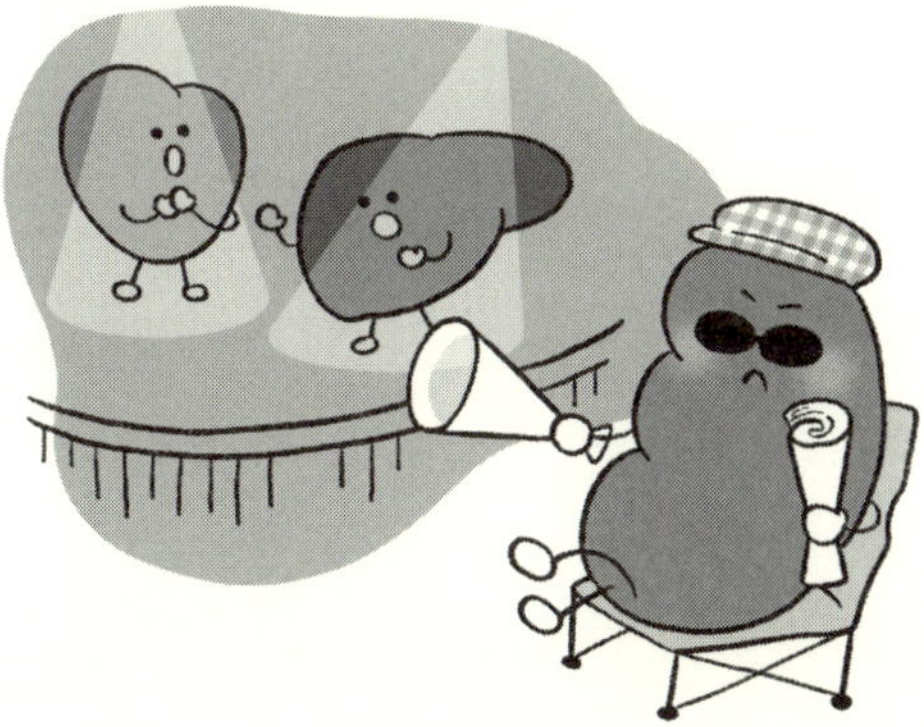

腎臓は体内のゴミを処理してほかの臓器がパフォーマンスを最大限に発揮できるように日々、奮闘しています。

それは私たちの体も同じです。腎臓は血液をろ過するだけ、心臓は血液を送り出すだけと、それぞれが切り離されているのではなく、**互いにメッセージを出し合って、連携して働いている**のです。これが**「臓器間ネットワーク（臓器連関）」**です。

臓器間ネットワークで有名なのは、脳と腸との**「脳腸連関《のうちょうれんかん》」**です。テレビ番組などでも特集が組まれていたので、多くの人がすでに耳にしたことがあるのではないでしょうか。腸は、多くの神経細胞が存在することから**「第二の脳」**といわれていて、腸の不調は脳に、脳に受けたストレスは腸に反映されるのです。

医療の現場では、腎臓と心臓の関係性である「心腎連関《しんじんれんかん》」が、早くから注目を集めていました。腎臓の機能が低下した患者さんでは心不全の治療がうまくいかなかったり、慢性心不全の患者さんに慢性腎臓病が併発したりするケースが多かったからです。**腎臓と心臓のどちらかが悪くなれば、それにともなってもう一方も悪くなる関係**にあるのです。


その臓器間ネットワークの中心といえるのが、腎臓です。**腎臓は、全身を巡る血液のゴミを取り除いたり、体液のバランスを保ったりしていて、心臓はもちろん、脳や腸など多くの器官・臓器と関係性をもっている**からです。

心臓から全身を巡り、腎臓に送られてきた血液は、糸球体でろ過されて、そのろ過されたゴミと水分が一緒になって原尿になります。1日当たり原尿は約150リットルも作られているのですが、そのうちの99%が尿細管で再吸収されて、血液に戻されます。

原尿には、尿素やクレアチニンといったゴミだけではなく、アミノ酸やブドウ糖、電解質といった有用な成分もたくさん含まれています。それらの有用な成分は、水分と一緒に尿細管で再吸収されていきます。

また、細胞が正常に働くためには体液は「弱アルカリ性」に保たれている必要があります。もし酸性に傾きそうなときには、腎臓が尿細管での電解質の再吸収の量を増減して、弱アルカリ性に戻すように調節します。

このように、**腎臓は体液のバランスを保つために休むことなく働き続けて、全身の細胞が活動するのに最適な状態を維持している**のです。脳や心臓、腸ほど注目されることはない腎臓ですが、じつは総合的な役割を果たしているのです。

放置はダメ!! メタボリックドミノの先には〝腎臓病〟が待っている

いまからおよそ20年前に、**「メタボリックドミノ」**という考え方が提唱されました。飲み過ぎ・食べ過ぎ・運動不足といった生活習慣の乱れがスタートとなり、内臓の周りに脂肪がたっぷりとついてしまう「内臓脂肪蓄積型肥満」になると、食後高血糖や高血圧、脂質異常症が起こりやすくなります。

実際にこれらの状態になってしまったら、**まるでドミノ倒しのように、肝臓、心臓など広範囲にわたって機能が低下していき、やがて心不全や脳卒中で死に至る**可能性も出てくる……これがメタボリックドミノです。

生活習慣の乱れの行く末は……
怖い「メタボリックドミノ」

メタボリックドミノとは、生活習慣の乱れによって肥満になると、高血糖、高血圧、脂質異常などのメタボリックシンドロームが起こり、その後はドミノ倒しのように動脈硬化や糖尿病などの疾患に見舞われ、最終的には腎臓病や脳卒中、心不全などの深刻な事態に陥るという考え方です。

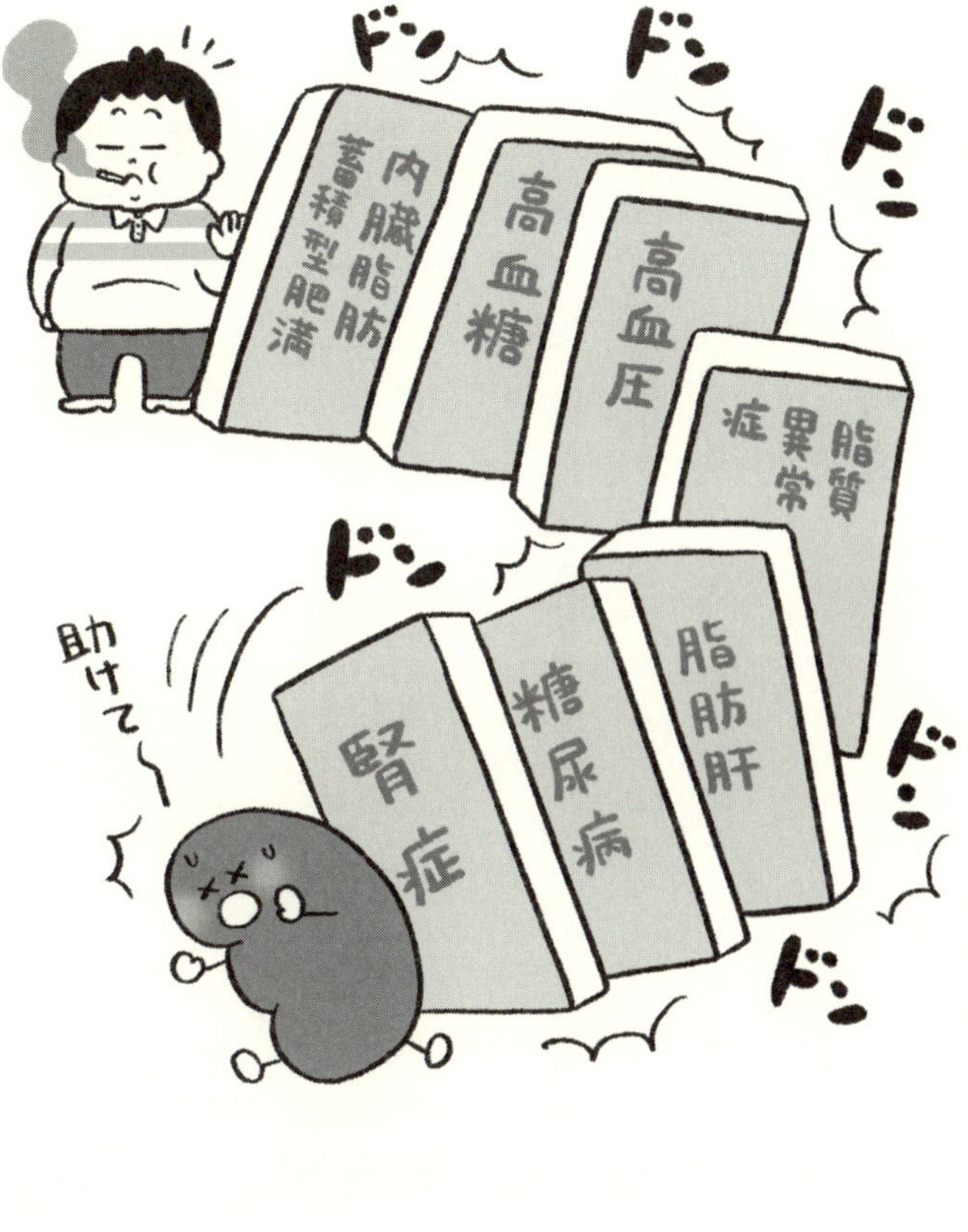

もちろん、腎臓病も例に漏れず、メタボが脂肪肝や糖尿病の状態へとつながり、さらにそれが慢性腎臓病へとつながっていきます。実際、**内臓脂肪型肥満の人はそうでない人に比べ、年齢が進むと慢性腎臓病を発症するリスクが高い**傾向があるという研究が、米国腎臓学会の学会誌に発表されています。

このようにひとつの病気が原因となって、連鎖的にさまざまな病気が起こるのは、臓器と臓器が連携する臓器間ネットワークが構築されているからです。

日本では、**ウエスト周囲径（おへその高さの腹囲）が男性85㎝・女性90㎝以上で、血糖・血圧・脂質のうち、ふたつ以上が基準値から外れると、「メタボリックシンドローム」と診断**されます。これらの条件に当てはまったら、生活習慣を改善することで、下流にある心不全や脳卒中、認知症、そして慢性腎臓病を防ぐことが重要です。

次の章からは、生活習慣を改善して腎臓の機能を守る方法を、具体的に紹介していきます。ぜひ腎臓メンテナンスにお役立てください。

第2章

勘違いがいっぱい!

腎臓を疲れさせないための基礎知識

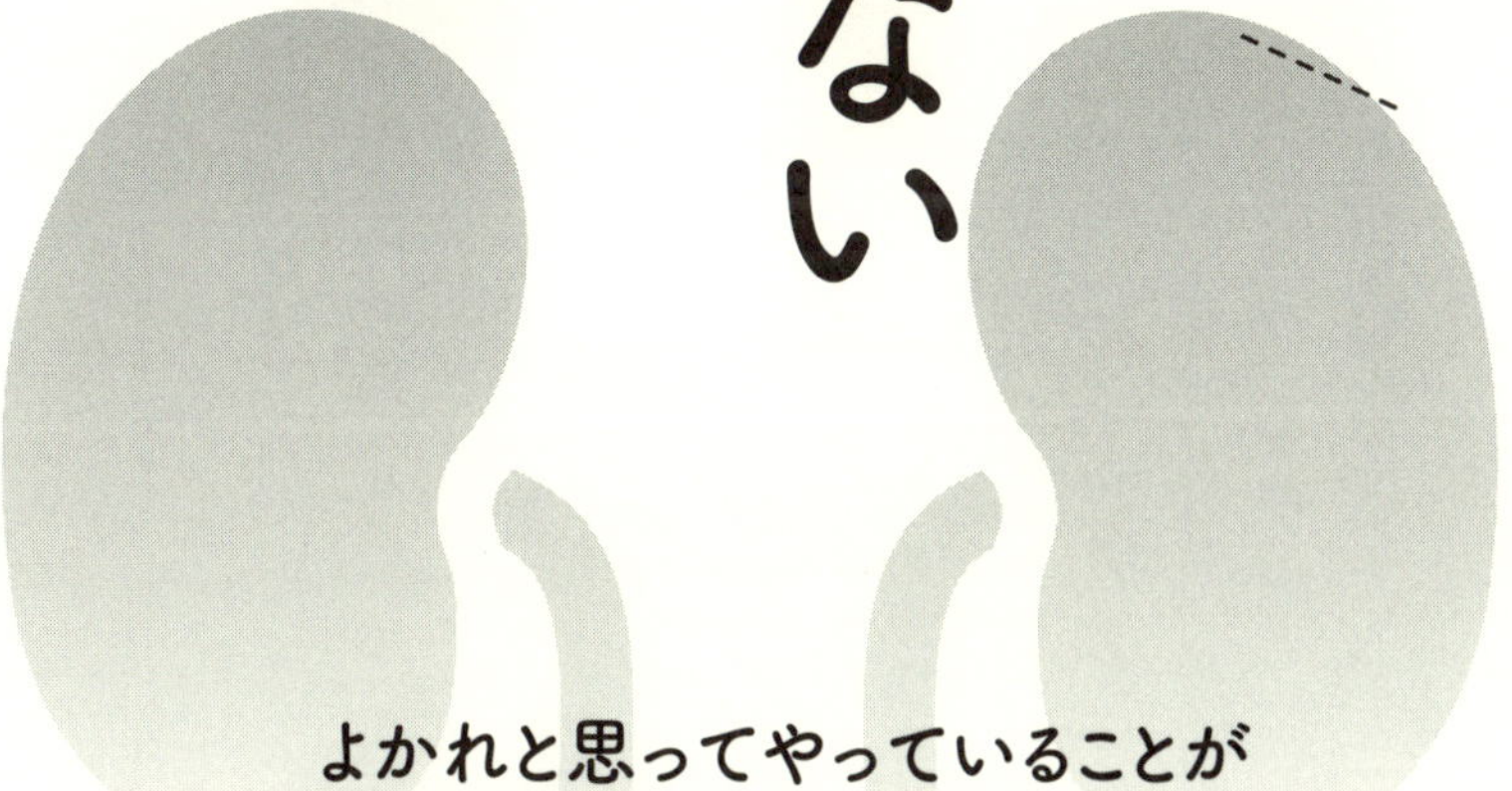

よかれと思ってやっていることが
腎臓を疲れさせているかも……。
腎臓を痛めつけるNG行為を
知っておくことが
腎臓メンテナンスの第一歩です。

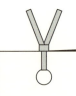

世界中で腎臓病患者が急増中！
「落とし穴」がいっぱいの現代社会

ひと昔前までは、「腎臓って、どこ？」と、場所さえ知らない人も少なくありませんでした。テレビ番組などで華々しく取り上げられていた脳や腸に比べたら、腎臓はひっそりと目立たない存在でしたよね。

それが様変わりして、いまでは腎臓は注目の的です。

その理由は、残念ながら、第1章で紹介したようなすごい働きをしているからではありません。**慢性腎臓病の患者さんが日本で増えているから**です。

近年では、「これは一大事だ」と厚生労働省も啓発活動を幅広く行っているので、「日本人の約8人にひとりが慢性腎臓病」ということは、多くの人に知られるようになりました。

腎臓病の患者さんが増えているのは、日本だけの話ではありません。これは推計値ですが、患者数は世界で8億5000万人にのぼると国際腎臓学会が2018年に発表しています。

その数は、なんと糖尿病の2倍、がんの20倍以上に相当しています。糖尿病やがんよりも腎臓病にかかっている人のほうが多いなんて、ちょっと意外ですよね。

海外のメディアは「腎臓病は〝隠れた流行病〟」と報じていました。もちろん、腎臓病はほかの人に感染しないのですが、患者数が爆発的に増える様子は感染症と似ているといえるのかもしれません。

また、第1章でも解説しましたが、腎臓はダメージを受けても「痛い」「気持ちが悪い」などの身体的な症状がほとんど表れることがない、じつに我慢強い「沈黙の臓器」です。ですから、機能が低下しても気がつかないようなケースは決して珍しくありません。そのため、**「サイレントディジーズ（静かなる病気）」**と表現されることもあります。

さらに、慢性腎臓病の患者さんについては、心疾患や脳血管疾患で亡くなる場合が非常に多いのです。言いかえると、**死因は心疾患や脳血管疾患になっていても、本当の原因は慢性腎臓病の悪化**だった可能性があるということです。

心不全患者の71・2％が慢性腎臓病（ＣＫＤ）を合併しているというデータも報告されています。

そう考えると、国際腎臓学会が発表している数字よりもはるかに患者数が多い可能性もあるでしょう。

主な死因の構成割合

出典：令和5年（2023）
人口動態統計月報年計
（概数）の概況

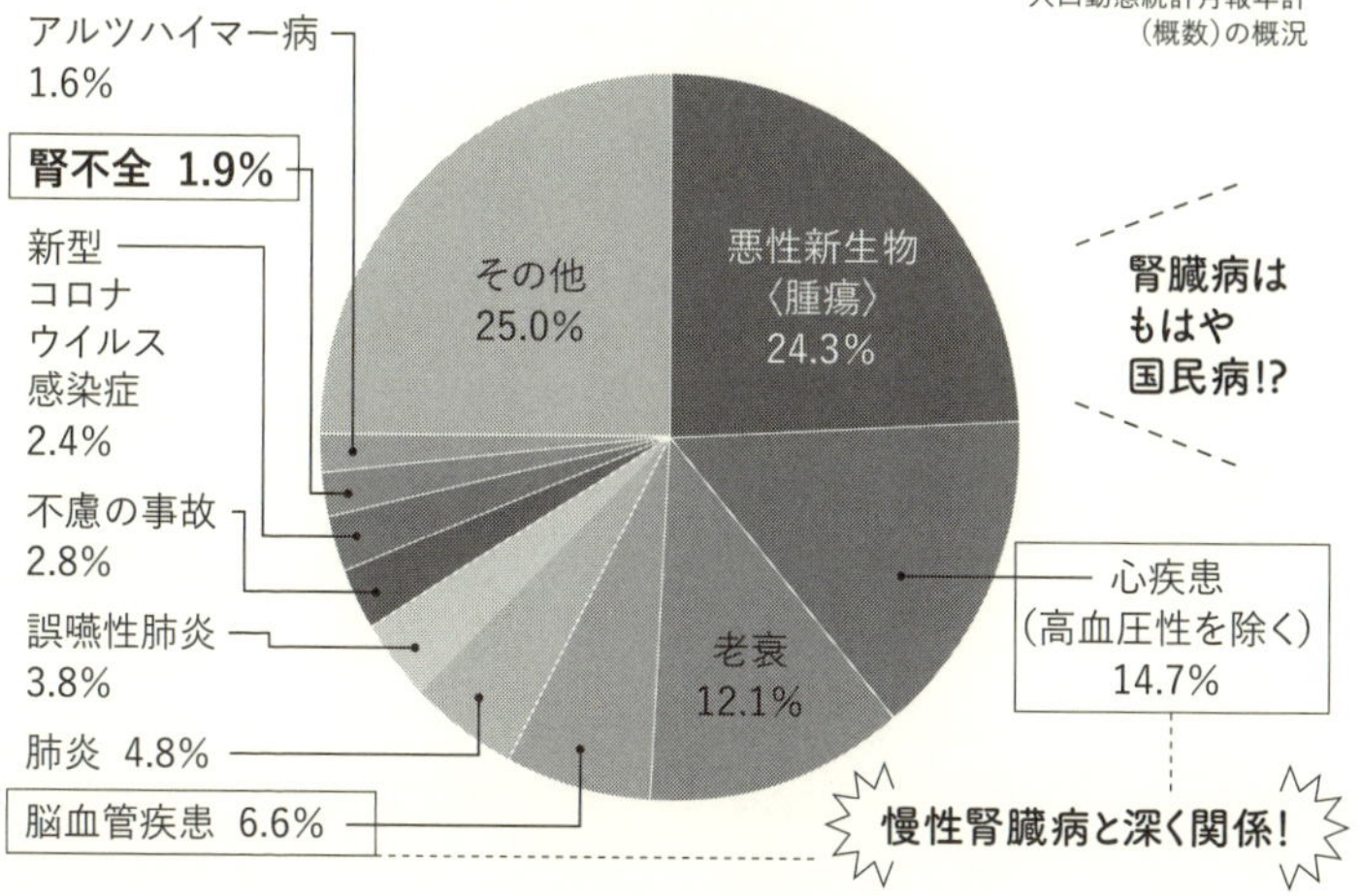

上のグラフを見てもわかるとおり、近年、腎不全は日本人の死因の1・9％にしかすぎません。しかし、心疾患や脳血管疾患の陰に隠れているのが腎臓病であることも考えられるので、**腎臓病が原因で亡くなる方の割合はデータ以上であることも考えられます。**

それにしても、どうして腎臓病の患者さんの数はここまで増えてしまったのでしょうか。「こんなに社会が便利になって、医学も進歩しているのに」と、不思議に思いますよね。

じつは、**「便利な社会」に落とし穴**があるのです。

日本には、24時間営業のコンビニエンスストアが各地にあります。

そして、長期間保存ができるカップラーメンやソーセージ、菓子パンなどの加工食品が、棚に並んでいます。すでに加工が済んでいて料理の手間が省けるので、気軽に手を伸ばしてしまう人も多いのではないでしょうか。

しかし、加工食品には、保存性を高めたり、色・香り・味を調整したりするために、**食品添加物**が入っています。

代表的な食品添加物が、無機リンです。

無機リンには、リン酸二水素ナトリウム、リン酸二水素カルシウム、リン酸二水素アンモニウム、ピロリン酸四カリウム、リン酸二水素カリウムなど、20種類以上もあります。そして使われる目的も、水と油を混ぜ合わせる、お菓子をふっくらと膨らませてやわらかさと弾力性をもたせるというようにさまざまです。ですから、**「気がついたら、大量に無機リンを摂取していた！」**ということも珍しくありません。

無機リンが腎臓に与える悪影響は深刻なので、73ページで詳しく説明します。

それから、**食べ物がいつでも、どこでも、すぐに手に入る環境**にいると、「おなかが空いていないけど、食べちゃおうかな」「新製品が出たから、試してみよう」というように、**ついつい食べ過ぎてしまいがち**です。そんなことが続くと、知らないうちに糖質・脂質・塩分の摂取量が過剰になってしまって、血圧や血糖値が高くなったり、おなか周りに脂肪がついたりするのです。

第1章でも解説しましたが、**肥満（内臓脂肪型肥満）に高血圧や高血糖、脂質異常症が加わるとメタボリックドミノが起こって、腎臓病のリスクが高まります。**

社会が便利になって、医学も進歩したことで、日本では高齢化も進みました。年齢を重ねるほどに腎臓の機能が少しずつ低下していくのは、自然な現象なのですが、**メタボリックドミノはそのスピードをグンと上げてしまう**のです。

慢性透析患者数（1968-2022）の推移

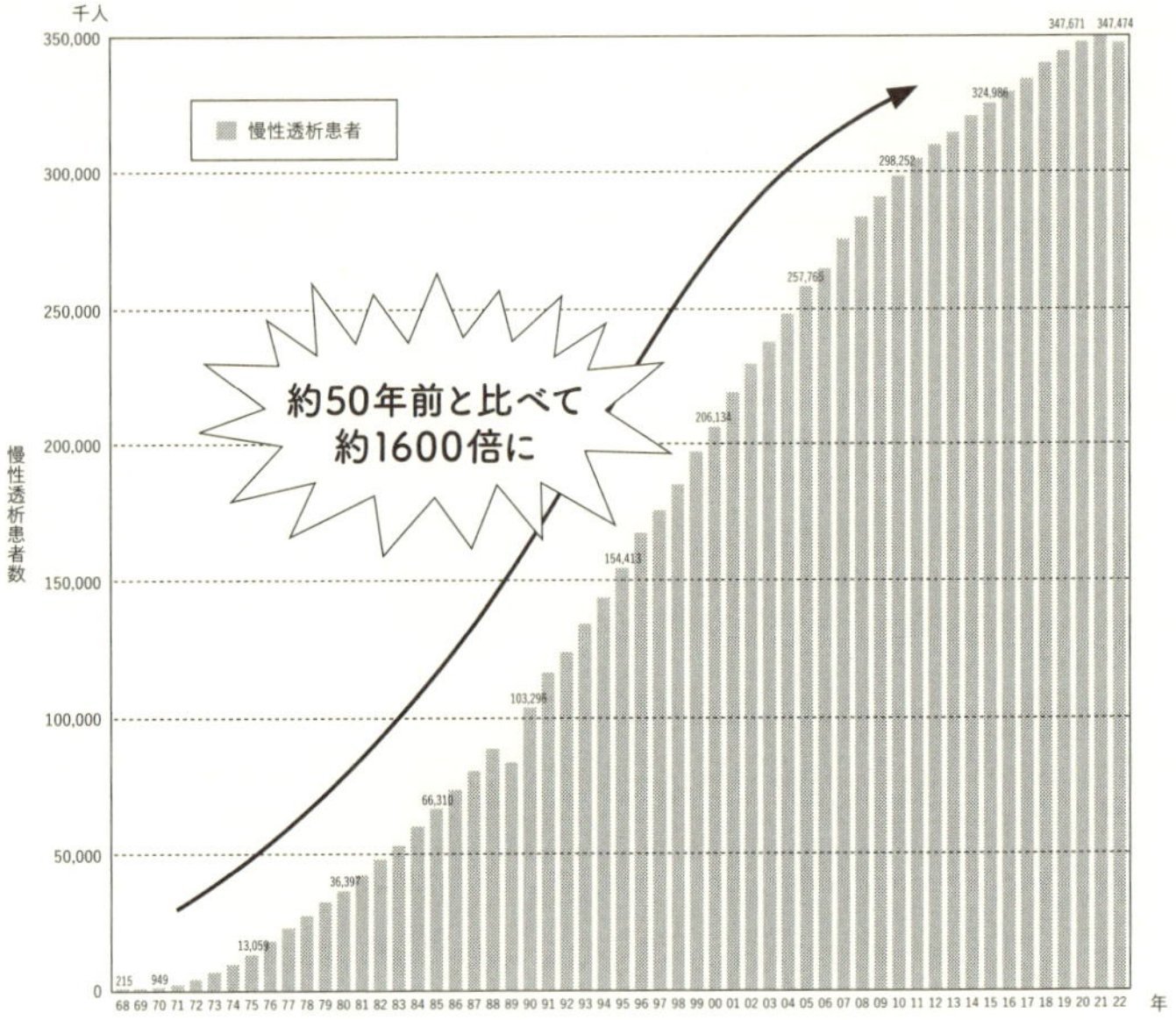

出典：日本透析医学会「わが国の慢性透析療法の現況（2022年12月31日現在）」を基に作成

腎臓が自力で体のゴミ（老廃物）を排泄できなくなると、医療機器でゴミを取り除く人工透析などが必要になります。その患者数は、増加の一途をたどっています（上のグラフ参照）。

ただ、**どうか慌てないでください。慢性腎臓病イコール人工透析ではありません。**あくまでも、かなり悪化した場合に人工透析が導入されるのであって、慢性腎臓病の患者さんの中でも2・2%程度だからです。

自分の腎臓に働いてもらいながら、これからの長い人生を楽しく過ごすために、腎臓への負担を取り除いて、機能低下のスピードをリセットさせましょう。

年齢を重ねると、なぜ「しょうゆドバドバ」をやってしまいがちになるのか？

「塩分をとり過ぎると、血圧が上がる」

読者のみなさんは、きっと耳にタコができるほど、このフレーズを聞いていますよね。

腎臓は血管の塊であるので、高血圧になると負荷がかかってきます。

そのため、血圧を上げないようにすることが重要になってきます。

ただ、「では、どうして塩分で血圧が上がるのでしょうか？」と尋ねられると、よくわからない人のほうが多いのではないでしょうか。

ここからは、**塩分と血圧との関係について説明します。**

私たちの体内にある水分、つまり**体液には、ミネラルなどさまざまな物質が溶けています。**物質が溶けている濃度が一定に保たれることで、全身の細胞がきちんと働けるようになることは、第1章でも解説しました。

塩分も、体液に溶け込んでいます。ですから、食べ物や飲み物で摂取した塩分は、体内に吸収され、体液に入ってきます。その量が多くなると、当然、体液の塩分濃度が上がってしまいます。

すると、体は「これは大変！」と反応して、のどの渇きを感じさせて水を飲ませたり、体内に水分をため込むなどして、塩分濃度を元に戻そうとするのです。言いかえれば、**塩分をとればとるほど、体液の量が増える**のです。

しょうゆドバドバ習慣をやめましょう！

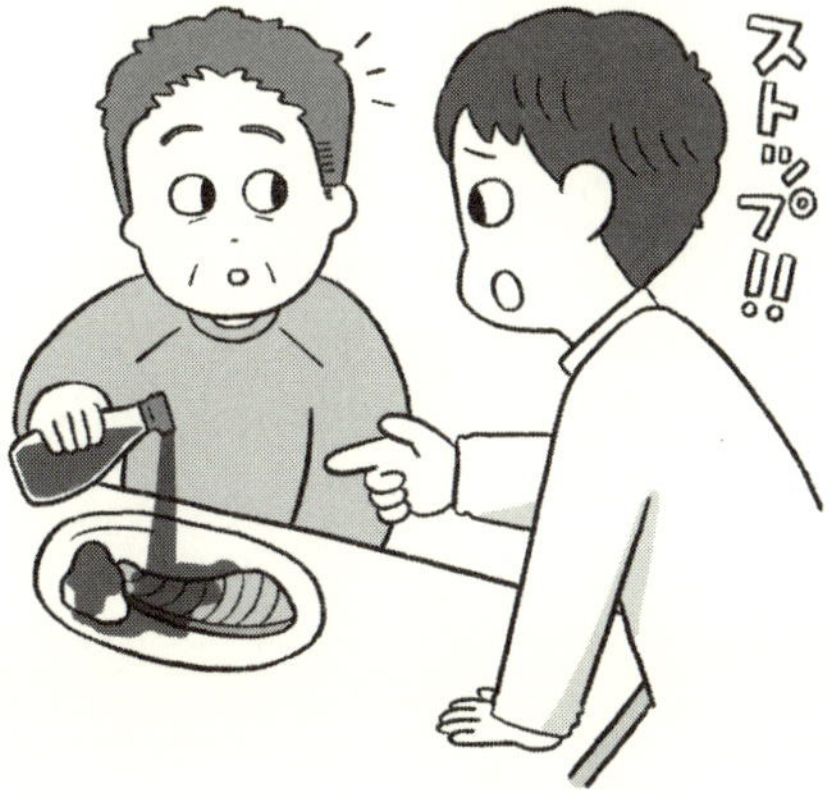

食卓に調味料を置くとつい調味料に手を伸ばしてしまいがちです。食卓に調味料を置かないことも減塩のコツです。

「塩辛いものを食べ過ぎたから、むくんじゃった」という経験は、よくありますよね。摂取した塩分のぶんだけ体液が増えて、皮膚の下にたまっている状態が、むくみです。

体液が増えるということは、体液のひとつである血液も増えるということでもあります。そのため、全身から心臓に戻ってくる血液も、心臓が全身に送り出す血液も多くなります。これは血液を全身に送り出すポンプのような役割を担う心臓にとっては大変な重労働で、**たくさんの血液を押し出すために強い圧をかけて血液を全身に送り出さなくてはなりません。その結果、血圧を上げる必要が出てきます。**このような流れで、塩分をとり過ぎると、血圧が上がるのです。

本来、私たちの味覚は、体に必要なぶんだけの塩分で満足するようなしくみになっています。

しかし、**年齢を重ねると味覚、中でも塩味を感じる機能が落ちてきます。**ある研究では、**塩味を感じる機能が若い頃の12分の1まで衰えてしまう**という結果も出ていました。

つまり、本人が気づかないうちに塩分の摂取量が増えてしまうということです。日頃から、しょうゆをドバドバかけてしまいがちな方は要注意。その結果、高血圧を招きやすくなります。高血圧になると腎臓に負担がかかるようになります。年齢を重ねるにつれ、徐々に味覚は衰えるということを自覚して、塩分控えめな食事を心がけることが大切です。

便利で美味しいけれど……「加工食品」は腎臓の大敵！

冷蔵庫の中にはソーセージ、キッチンの棚にはカップラーメンや菓子パン、スナック菓子を買い置きしている人は、けっこう多いのではないでしょうか。日持ちはするし、調理はほとんど必要ないので、こうした加工食品についつい頼りがちになってしまいます。

とくにひとり暮らしの場合、自分のぶんだけを作るのは面倒ですよね。「カップラーメンでいいや」という気持ちにもなるでしょう。

そんな気持ちはよくわかるのですが、**腎臓の機能を考えると、やっぱり加工食品はおすすめできない**のです。

その理由が**加工食品に多く含まれるリン**です。

腎臓は、体液に含まれているさまざまな物質の濃度を調節しています。その物質のひとつがリンです。

リンについては、私たちが生きていくうえで必須のミネラルで、体内でエネルギーを使うときなどに重要な役割を担っています。また、カルシウムとともに骨格を作る働きもあります。

ところが、**リンをとり過ぎてしまうと、体内でのカルシウムとリンのバランスが崩れて、骨から血液中にカルシウムが放出**されます。そのため、**骨のカルシウム量が減少する骨軟化症などのリスクが高まります。**

それだけではありません。リンとカルシウム、血液中のタンパク質が結びつくと、**血管の内側を傷つけて炎症を起こすなど、やっかいな働きをする物質が作られて、**

動脈硬化を引き起こすのです。

腎臓は「血管の塊」で構成されている臓器といっても過言ではありません。そのため、**動脈硬化でもろにダメージを受ける**のです。さらに、この物質は、尿として排泄される際に尿細管を傷つけることもわかっています。

リンには、**食品にもともと含まれている有機リン**と、**食品添加物に使われる無機リン（リン酸塩）**の2種類があります。

有機リンは、さまざまな食品に含まれますが、とくにタンパク質が豊富な肉や魚、卵、乳製品、豆類に多く含まれています。

それに対して無機リンは、ハムやベーコン、ちくわ・かまぼこなどの練り製品、プロセスチーズ、インスタント食品、お菓子、菓子パンなどの加工食品に添加物として使われている成分です。

加工食品を口にする機会が多いほど、無機リンを摂取する量が多くなるため、過

リンをとり過ぎると
体の中で起こる怖いこと

骨がもろくなる

リンの値が高くなると、骨を壊す働きをもつ「破骨細胞」を活性化させる副甲状腺ホルモンが過剰に分泌されて骨のカルシウムが血液中に溶け出し、骨がもろくなります。また、骨の中のリンも一緒に溶け出すため、血中のリンの濃度はますます高くなってしまいます。

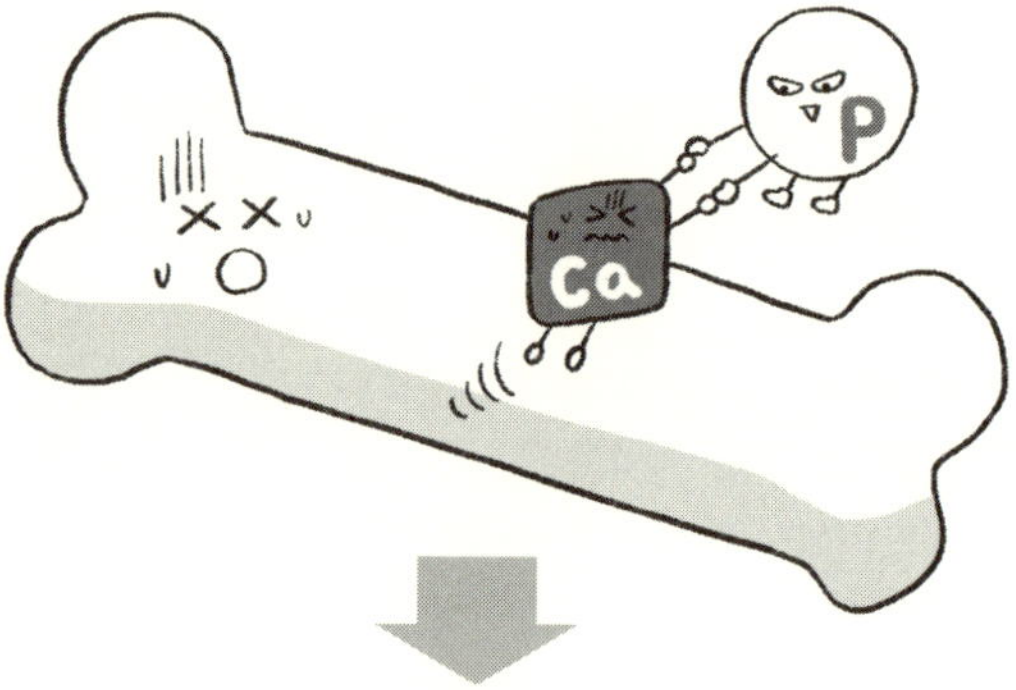

血管がガチガチに!

骨から溶け出したカルシウムとリンが結合して小さな粒となり、それが血管の壁に付着してしまいます。その結果、血管が硬くなってしまいます。これにより動脈硬化を引き起こし、腎臓に大きな負担をかけます。さらに、脳卒中、心筋梗塞などの重い病気につながるおそれがあります。

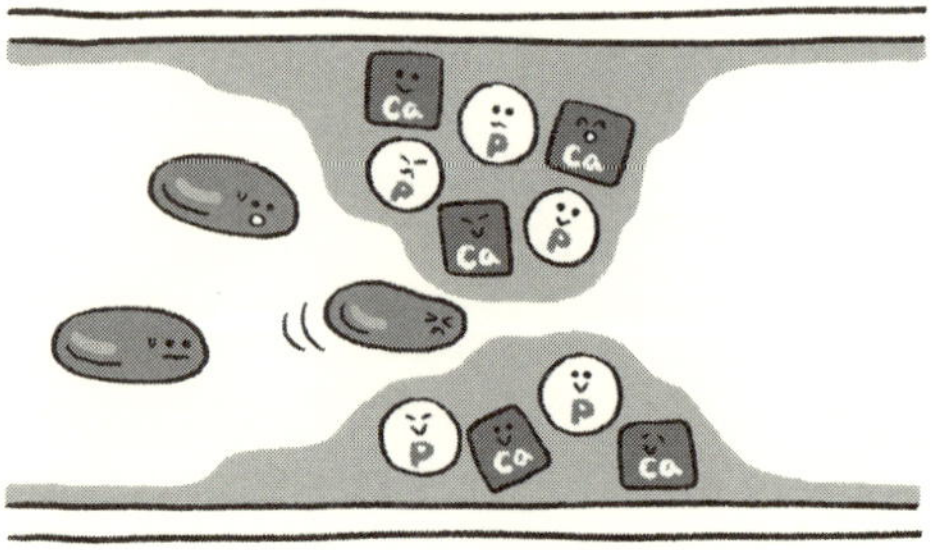

剰摂取が問題となってきます。

そんな**無機リンは、有機リンに比べて腸から吸収されやすく、**血中のリン濃度を上昇させてしまいます。

無機リンに比べて有機リンは腸から吸収されにくく、また、有機リンの中でも腸から吸収されにくいのは植物性の食品に含まれているリンです。

このように、**ひと口に「リン」といっても、「吸収されやすさ」は食品によって異なります。**

リンの摂取を抑えるために極端にタンパク質を含む食品の摂取を控えると、栄養不足に陥るおそれがあります。とくに高齢の方は食が細くなりやすいため知らぬ間に低栄養になりがちなので、注意が必要です。ですから、**「吸収されやすさ」を基準に、まずは無機リンを避けるように気をつけるといいでしょう。**

リンを多く含む食品に要注意!

タンパク質を多く含む食品にはリンが多く含まれていることが難点です。ただし、有機リンは体に入っても吸収されずに排出される量が多めです。リンのとり過ぎを恐れるあまり、タンパク質不足になるのは避けたいところです。

リンのとり過ぎを防ぎつつ、十分なタンパク質をとるコツは、動物性食品よりもリンの吸収率の低い植物性食品を中心にして、無機リンを多く含む食品の摂取量をできるだけ減らすことです。

◎有機リンが多い食品

動物性(肉や魚介類、乳製品)、植物性(豆類、穀類)

吸収率:

動物性食品
40〜60%

植物性食品
20〜40%

おすすめ

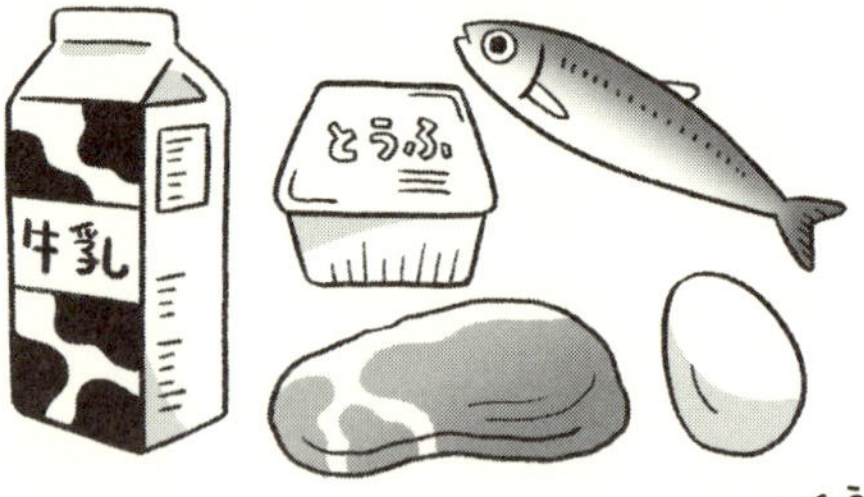

吸収率の低い食品をとろう!

◎無機リンが多い食品

ハム、ソーセージなどの加工肉、練り製品、インスタント食品、スナック菓子などのジャンクフード

吸収率:
90%以上

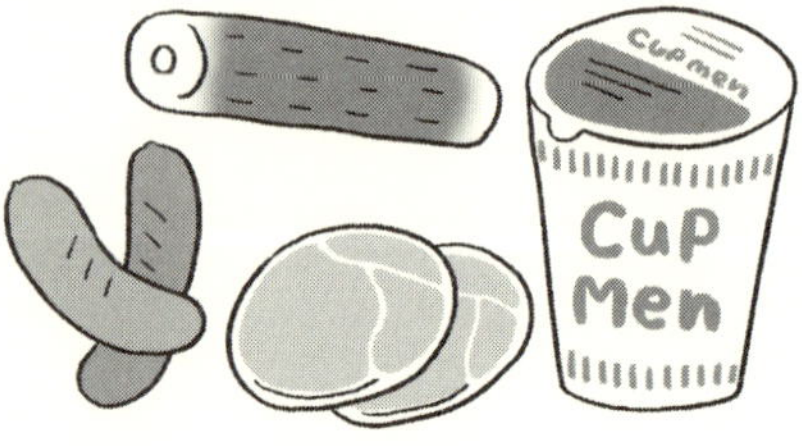

「タンパク質をとらないようにする！」は絶対NG　重要なのは「タンパク質」をどうとるか？

腎臓の機能が弱っている場合に、**タンパク質を制限するのは、半分正解で、半分誤り**です。

正しくは、**「腎臓の機能がかなり弱ったらタンパク質を制限して、そうでないうちは適切な量をとって、筋肉をしっかり維持しましょう」**となります。

困るのは、それほど腎臓の機能が落ちていないのに、「腎臓が気になるので、タンパク質をとらないようにしています」と話す高齢の患者さんがいることです。自己流でタンパク質制限を行っていると、**「サルコペニア」「フレイル」といった、別**

の深刻な問題が発生しやすくなります。

サルコペニアもフレイルも、ちょっと変わったカタカナ言葉ですが、健康寿命を延ばすために注目されているので、地元の健康セミナーや病院の待合室に貼ってあるポスターなどで目にしたことのある人も多いのではないでしょうか。

改めてここで説明すると、まず「サルコペニア」は、主に加齢が原因で筋肉の量が減り、身体機能が低下した状態です。サルコペニアが進行すると、**横断歩道が渡り切れない、転倒しやすくなるなど、日常生活に支障**が出てきます。

体が思いどおりに動かせなくなると、次第に外出機会も減って社会とのつながりが希薄になり、ふさぎ込みがちになるなど、**心の働きも弱くなってしまうという「フレイル」という状態に陥ってしまいます。**結果的に、日常的に誰かの手助けが必要となる要介護一歩手前となってしまうのです。

タンパク質不足がもたらす負の連鎖「サルコペニア」と「フレイル」

筋肉の材料となるタンパク質が不足するとサルコペニアという「筋肉量が減少し、筋力や身体機能が低下している状態」に陥ります。すると、歩くスピードが落ちたりして体が自由に動かせなくなり、自宅に引きこもりがちになり、体を動かす機会が減ることでサルコペニアが悪化します。

さらに、他人とのコミュニケーションが減ることで、フレイルという「気持ちが沈みがちになる状態」になってしまいます。心が沈むと引きこもりに拍車がかかり、最終的には、自力で日常生活をすることが難しくなり、最悪の場合は寝たきりになってしまいます。

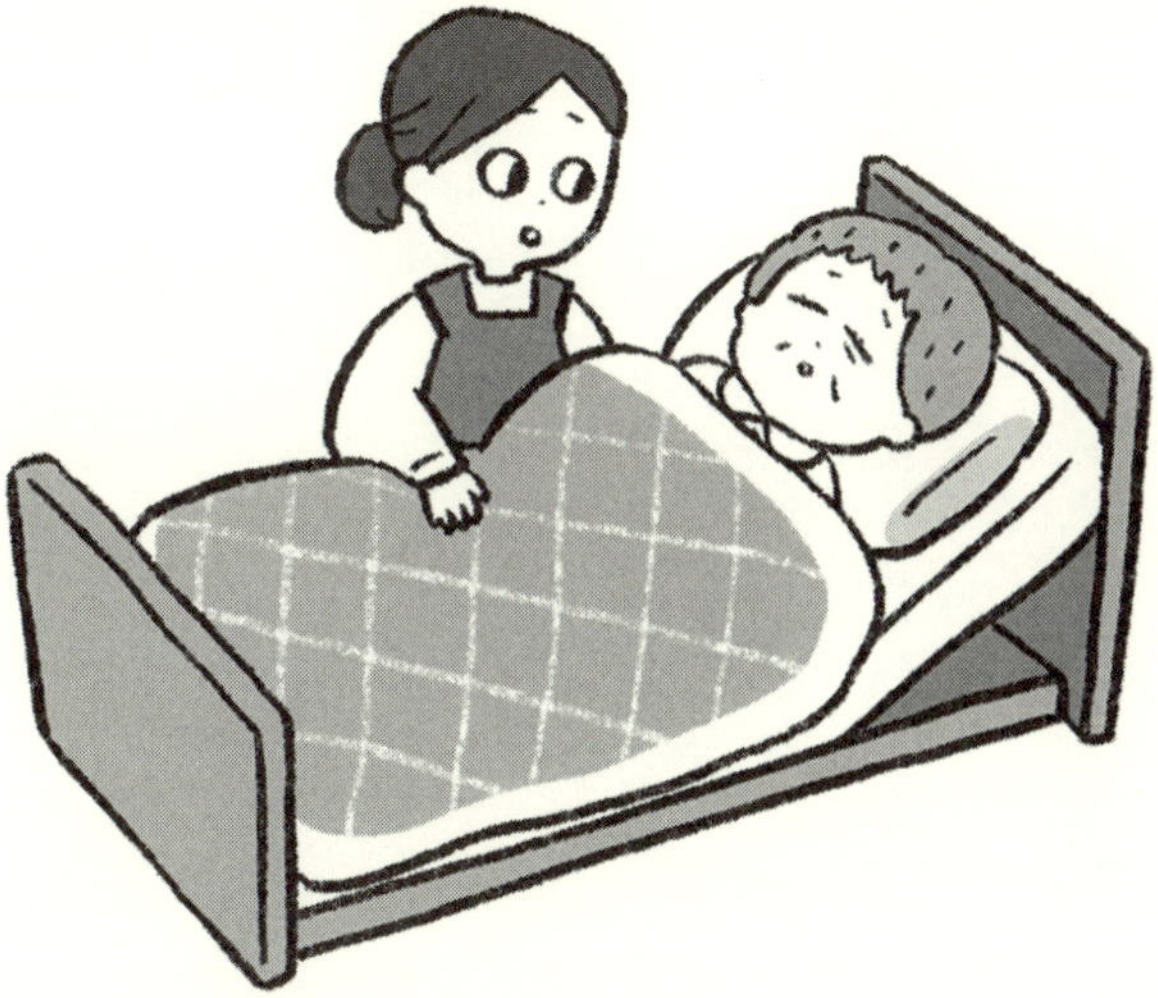

以前は、腎臓の機能が低下した患者さんに対して、タンパク質制限が厳しく指導されていたのですが、それによって筋肉の材料になるタンパク質が減り、サルコペニアとフレイルを加速させていることがわかったのです。

とくに高齢者では、**慢性腎臓病の進行よりも栄養不足のほうが、命に関わる病気につながるリスクが高くなります。**

そのため、いまではタンパク質をむやみに制限するのではなく、どうやってとるのかが重要視されています。

「タンパク質をどのようにしてとればいいのか」の具体的な方法と、「どれくらいになったらタンパク質を制限するべきなのか」については、第3章と第5章で詳しく説明します。

ここでは、**「自己流でタンパク質制限を行うのは逆効果になりかねない」**ということだけ覚えておいてください。

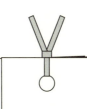

「カリウムは怖い！」という大誤解
ミネラル不足のほうがもっと怖い

前の項で述べたタンパク質と同じように、**「腎臓の機能が弱っている場合に、カリウムを制限する」のも、半分正解で、半分誤り**です。

カリウム制限については、インターネットでさまざまな情報が飛び交っていることもあり、**「カリウムは腎臓に悪い」**というイメージを抱いている人は少なくありません。

ここでは、そんな誤解を解いていきたいと思います。

では、まずはカリウムについて説明していきましょう。

カリウムは健康維持には必須のミネラルで、体液に含まれていて、細胞の機能を調整する働きをしています。

だったら、**どうしてカリウム制限が必要なのでしょうか。**

腎臓の機能がかなり弱ってくると、腎臓から排泄されるカリウムの量が減ってしまいます。そのため、体液の中にカリウムがたまっていくのです。そして血液中の**カリウム濃度が上がってしまうと、危険な不整脈が起きたり、心臓が止まって突然死したりする**ことがあります。

ここで**体液と血液はどう違うの？**と疑問に思う方もいるかもしれませんね。体液とは、簡単にいえば、「体の中にある液体」の総称で、血液も体液の一部になります。ほかに、「組織液」、「リンパ液」などもあります。

体液の中にカリウムがたまるということは、血液の中にカリウムがたまっていくということになります。突然死のような怖いことが起こるおそれがあるなら、カリ

腎機能が低下すると
カリウムが凶悪化!?

カリウムは心臓機能や筋肉機能の調節など、健康を保つためには欠かせないミネラルです。とくに、腎臓でのナトリウムの再吸収を抑えて尿への排泄を促進することで血圧を正常化するという重要な役割を担っています。

しかし、腎臓の機能が弱まると、カリウムを尿中に排出する機能が弱くなり、高カリウム血症という状態になります。すると、血中のカリウム濃度が上がって危険な不整脈が起きたり、最悪の場合は心臓が止まって突然死することもあります。

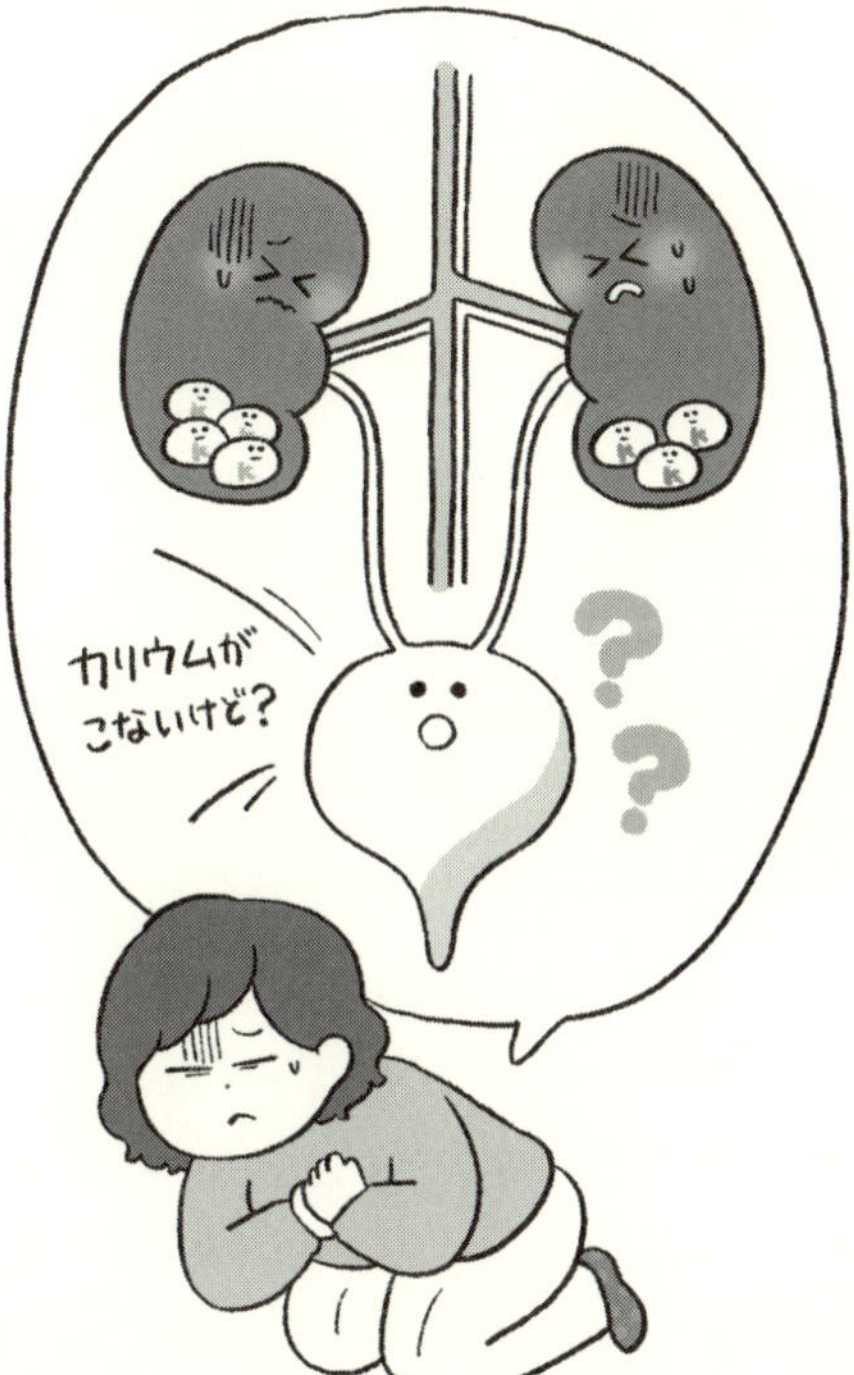

ウムなんてとりたくないですよね……。

しかし、**カリウムには細胞の機能を調整する働き**があります。加えて、**体内から塩分の排泄を促して、血圧を下げるように働いている**のです。つまり、高血圧を防ぐには、塩分とカリウムをバランスよくとることが重要ということです。

さらにいえば、カリウムが不足すると、筋肉が正常に収縮できなくなって、けいれんや運動能力の低下を引き起こす場合もあります。このようにカリウムは生命を維持するためにはなくてはならない成分なのです。

ただし、カリウムは野菜、海藻、果物、肉や魚など、さまざまな食品に含まれているので、**通常の食事をしていれば不足することはありません。**

こうしたことから、慢性腎臓病の食事療法の基準では、カリウムはある程度症状が進行（ステージ３ａ）するまでは制限せず、ステージ３ｂ以降から段階的にするようになっています（慢性腎臓病のステージについては、第５章で解説します）。

水分がないとゴミのふるい分けが不能に！水を飲まないことの危険性

歳を重ねるにつれて味を感じる機能が落ち、塩分をとり過ぎてしまいがちになることは69ページで解説しましたが、それでだけではなく**「のどが渇いた」という感覚も衰えていきます。**

水を飲む量が足りなくなるのは、とても危険です。

人間の体を構成している水分の割合は、子どもの場合は約70％なのですが、成人だと約55～60％になり、高齢者になると約50％まで減ってしまいます。

ただでさえ高齢者は体内の水分量が少ないうえ、複数の薬を常用していることも珍しくありません。そのため、**水を飲む量が減ってしまうと、薬の影響も重なって、体液のバランスが崩れて脱水になりやすい**のです。

血液の約90%は水分なので、脱水になると血液の量も減って濃度が高まり、腎臓に悪影響を及ぼします。腎臓の糸球体が血液中のゴミをろ過するときには、血液に十分な水分が必要なのですが、脱水で血液の水分が減ると、ゴミがうまくろ過できなくなり、血液中に残ってしまいます。

同時に、濃度が高い血液をろ過するので、糸球体にも大きな負担がかかって、機能低下を招いてしまうのです。

何事もバランスが重要なので、水の飲み過ぎも体に悪影響を与えますが、**健康な高齢者については飲み過ぎを心配する必要はほとんどありません。**

もともと体にためておける水分量が少ないのですから、高齢者はこまめに水分を補給することが必要であることは心にとめておいてください。

水分がないと
ゴミをろ過できない！

腎臓が尿を作るためには水分が欠かせません。脱水症状になって体内の水分量が足りなくなると腎臓への血流が減少して老廃物がろ過されにくくなり、体内にはゴミがどんどんたまっていきます。

とくに高齢になると、のどの渇きを感じるセンサーが劣化して脱水状態に気づきにくくなってしまいます。そのため、のどが渇いていなくても1時間に1回、湯飲み茶碗1杯程度でいいので、水分をこまめに摂取するようにしましょう。

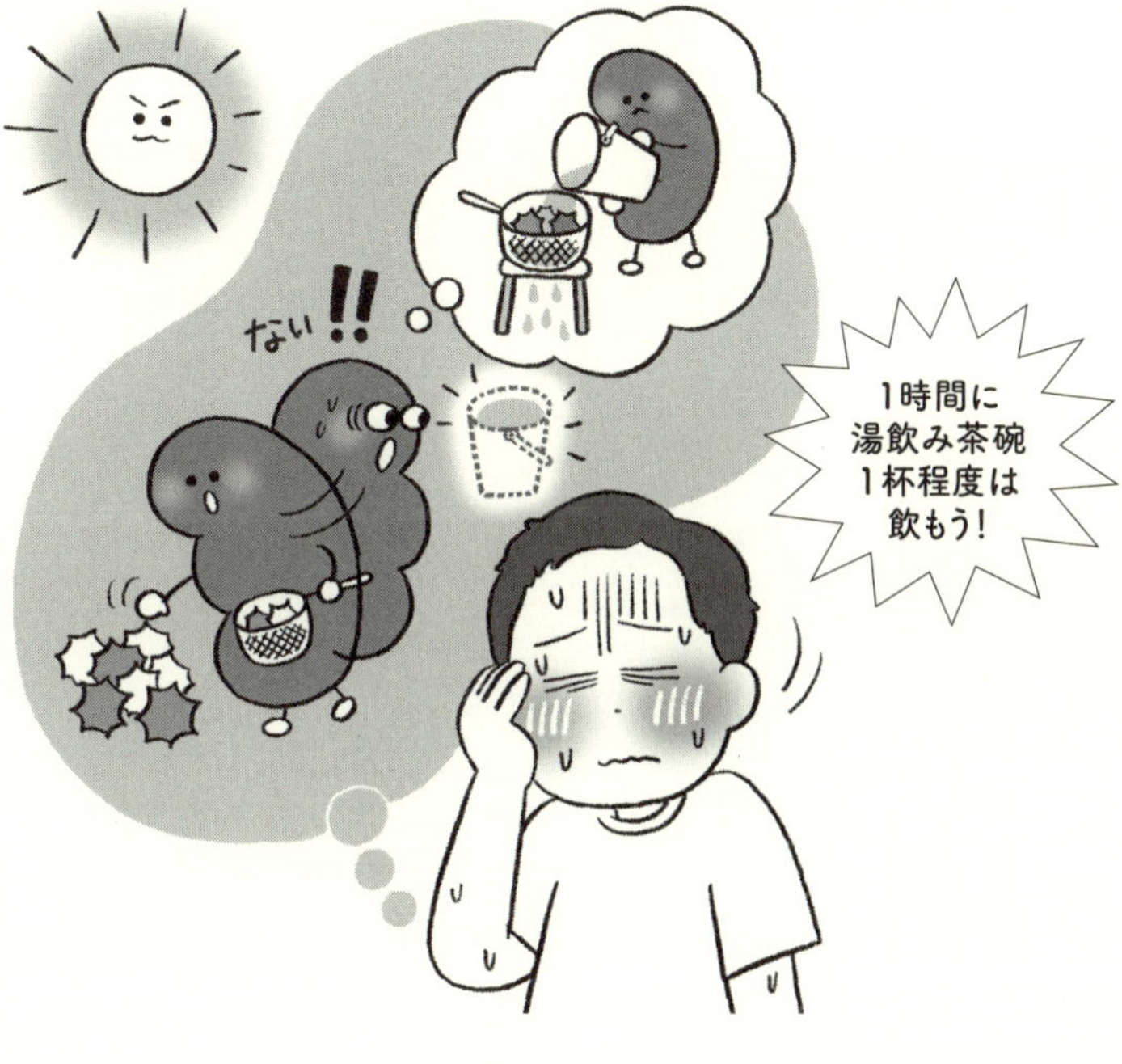

便秘はいますぐ改善すべし！
腸からの毒素が腎臓に負担をかける

「腸内フローラ」という言葉は、テレビ番組やコマーシャルでもよく耳にしますよね。近年、すっかりおなじみになっている感のある言葉ですが、ここでちょっとおさらいしておきましょう。

諸説ありますが、人間の腸内には、多種多様な細菌がすみついていて、その種類は約3万種にも及ぶといわれています。さらに、まだ発見されていない菌がいるのではないかともいわれています。顕《けん》微《び》鏡《きょう》で観察するとそれらの菌が密集している様が花畑（フローラ）のように見えることから、腸内フローラと名づけられました。

腸と腎臓は運命共同体

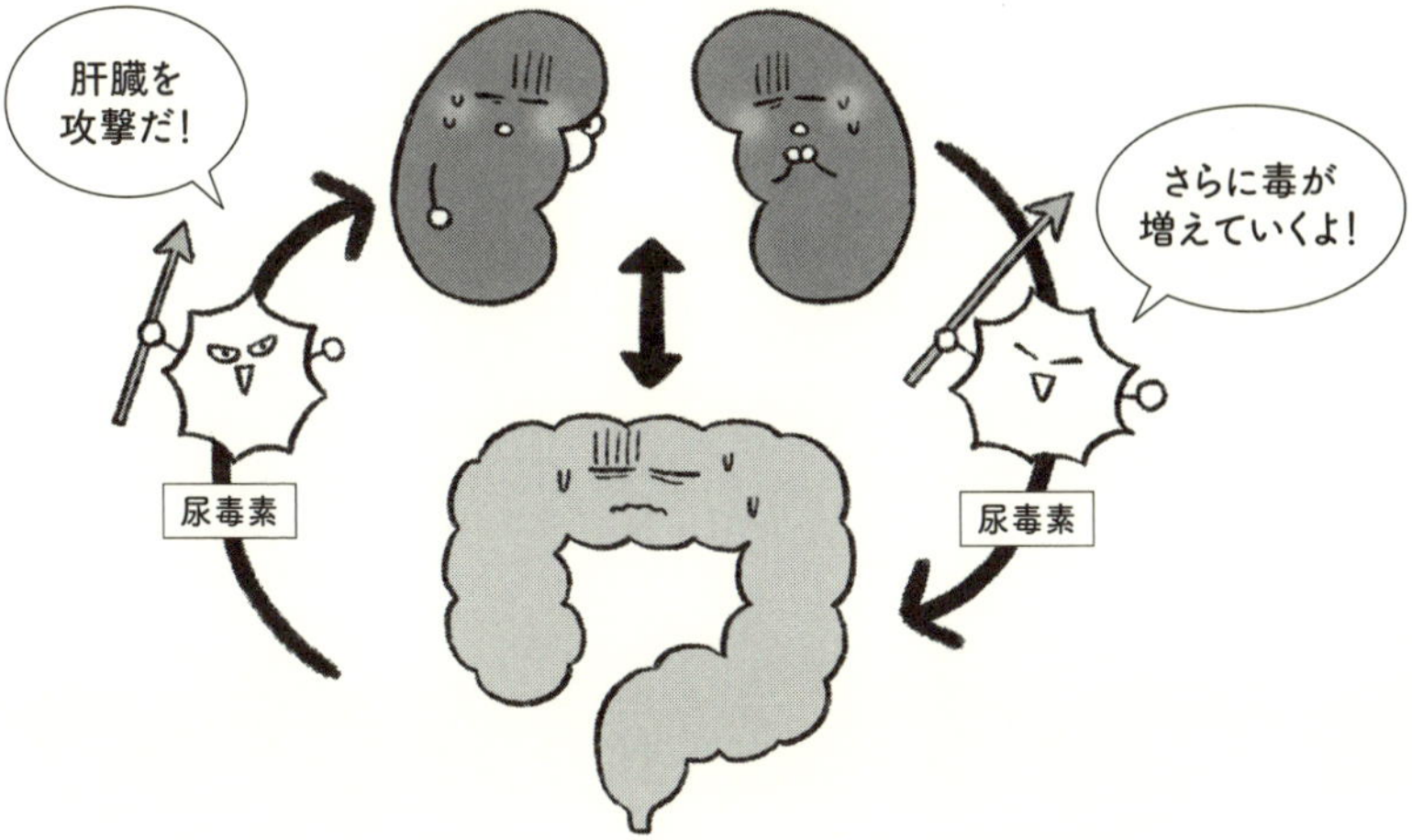

腸内の悪玉菌が作る尿毒素によってダメージを受けた腎臓は尿毒素を排出できずに、腸内環境の悪化に拍車をかけます。腸内環境を改善しないと、この負の連鎖が止まらなくなってしまいます。

人間の体にとって役に立つ細菌は**「善玉菌」**、害を及ぼす細菌は**「悪玉菌」**と呼ばれています。

腸内フローラの善玉菌が減って、悪玉菌が増えると、便秘がちになります。それで肌の調子が悪くなることは、よく知られていることでしょう。

腸内フローラはじつは、肌だけでなく腎臓とも関係性があるのです。第1章で解説した「臓器間ネットワーク」のひとつで、「腸腎連関」と呼ばれています。

腎臓の機能が低下すると、体のゴミが排泄されにくくなって、体内に蓄積するようになります。ゴミの中でも悪影響をもつ物質は、尿毒素と呼ばれています。**尿毒素の多くは、腸内フローラで産生される毒素である**ことがわかっています。**便秘などで腸内フローラの中の悪玉菌が増えると、毒素がどんどん作られます。**その毒素は血液にのって腎臓に運ばれてきて、腎機能にダメージを与えることで尿として尿毒素を排出することができなくなり、体内に尿毒素が増えていきます。腸で毒素が増えたことで、腎臓での排泄が追いつかなくなり、体内に尿毒素がたまって、さらに腸で毒素が増える……**このような悪循環を起こしている**のです。

このようなしくみから腸内の老廃物を便とともに体の外に排出して悪玉菌を増やさないことが腎臓メンテナンスのキモとなります。それには、乳酸菌を含む発酵食品や乳製品などの食品を食べて善玉菌を増やすことが有効です。とにかく、便秘は百害あって一利なしなのです。

第3章

弱った腎臓がみるみる元気になる！

食べ方メンテナンス

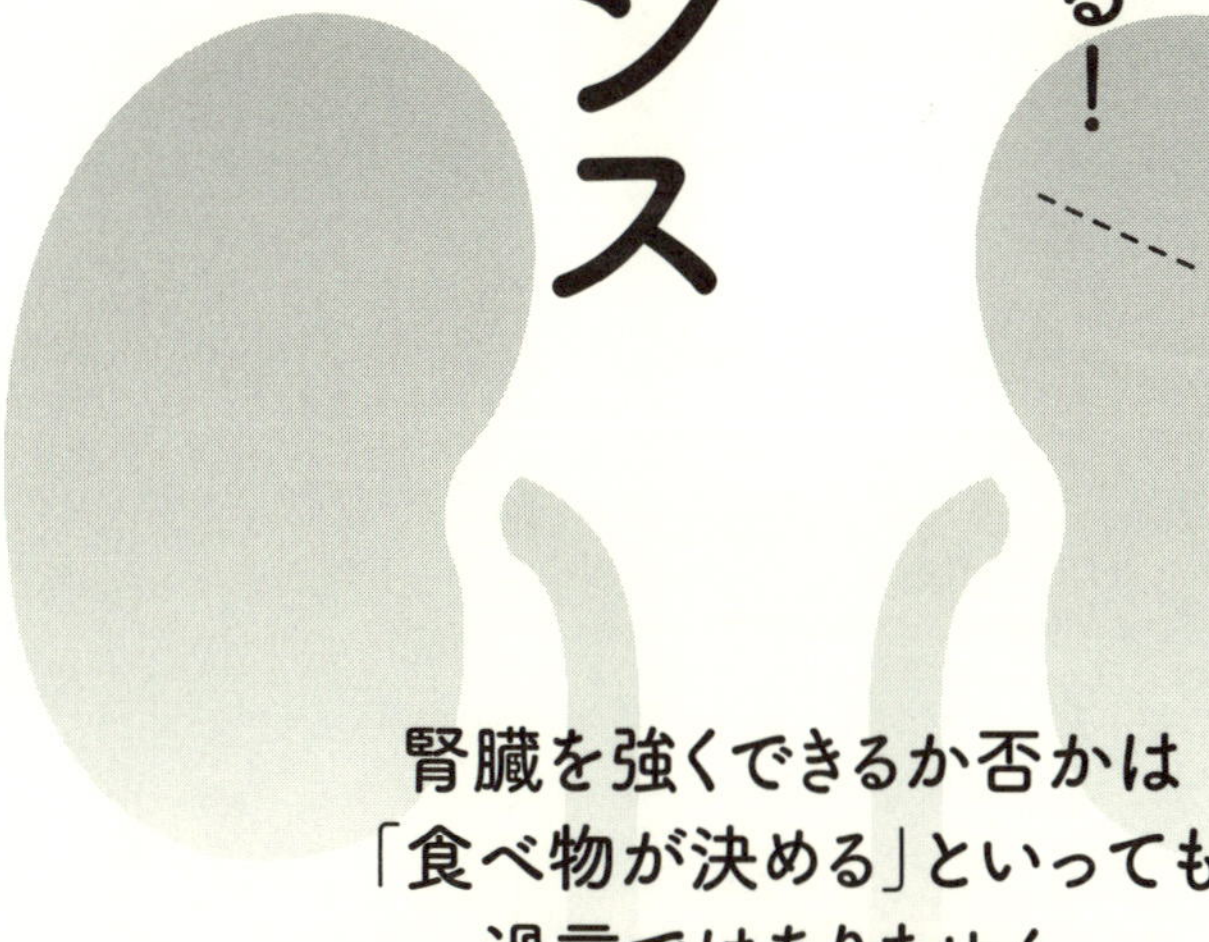

腎臓を強くできるか否かは
「食べ物が決める」といっても
過言ではありません。
食べるもの、食べ方を変えて、
強く、元気な腎臓を維持しましょう。

ミネラルはバランスよくとることが大切

突然ですが、質問です。**私たちの体はどんなものでできていると思いますか。**

そう聞かれて、「タンパク質」と答える人は多いでしょう。肥満を気にしていれば「脂肪」と答えてしまうかもしれませんね。

人間の体を構成するものの中で、もっとも多いのが水分で、50～60％を占めています。次に多いのがタンパク質で15％。そして脂質が12～20％となり、残りがミネラルや糖質などです。もちろん、年齢差や性差、個人差があります。

「ミネラルはたった数％なのか」と思うかもしれませんが、この数％が侮れません。

ミネラルの多くが体液に溶け込んでいて、筋肉や神経、ホルモンの働きを調節したり、骨や細胞などの材料になったりしているのです。

とくに腎臓と関係が深いミネラルが、ナトリウム・カリウム・リン・マグネシウムです。これらのミネラルの中には互いにその効果を打ち消し合うように作用する関係（「拮抗作用」といいます）にあるものがあります。

たとえばナトリウムは血圧を上昇させるように働きますが、その一方でカリウムはナトリウムの排泄を促進させて、血圧を下げるのです。

また、リンについては、人間の体に必須ではあるものの、**リンの摂取量が多過ぎると動脈硬化や腎臓の機能低下を招きます。**

こうしたリンの悪影響に対して、**マグネシウムは血管や腎臓を保護するように作用**します。

大阪大学の腎臓内科のグループが、糖尿病ではない慢性腎臓病患者さん311例を、およそ44カ月間追跡する調査を行いました。そして、血中リン濃度が高い患者さんが透析導入・腎移植を行う割合は、血中マグネシウム濃度の低いグループでもっとも多く、高いグループでは少なかったと報告しています。

別の研究では、**リンが原因の動脈硬化についても、マグネシウムが治療効果を発揮**することが示されていました。

また、マグネシウムには便を軟らかくする作用があり、医薬品の酸化マグネシウムは便秘を解消させるために使われています。名前のとおり、成分がマグネシウムで、薬局やドラッグストアでも入手できます。

90ページで解説した腎臓と腸との関係からもわかるように、**腸内環境が悪化すれば、腎臓にも悪影響が及びます。**そのため、私は**便秘の患者さんに、酸化マグネシウムを積極的に処方**しています。

ただし、腎臓の機能がすでに落ちている人は、カリウムとマグネシウムは制限をする必要があります。心配な人は、まず医療機関で検査を受けて、いまの自分の状態を把握すると安心ですね。

カリウムを多く含む食品

・サツマイモなどのイモ類
・アジなどの魚類
・納豆やきな粉などの大豆製品
・ワカメなどの海藻類
・バナナ
・メロン
・アボカド
・カボチャなど

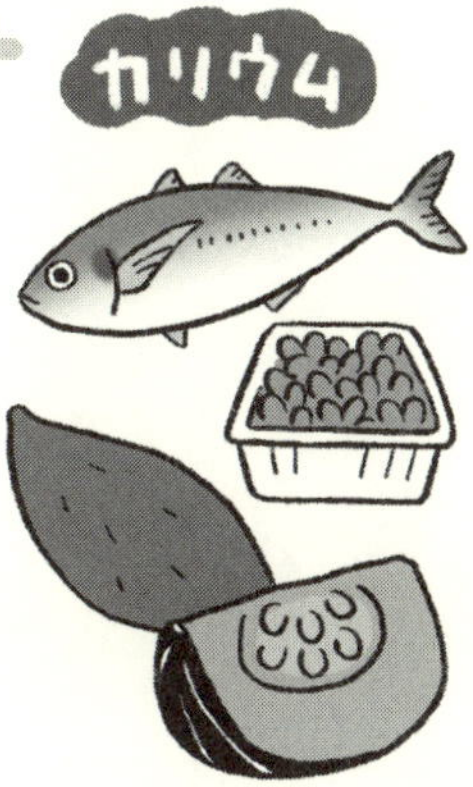

マグネシウムを多く含む食品

・アーモンドをはじめとする種実類
・ヒジキなどの海藻類
・ホウレン草
・豆腐などの
・大豆製品

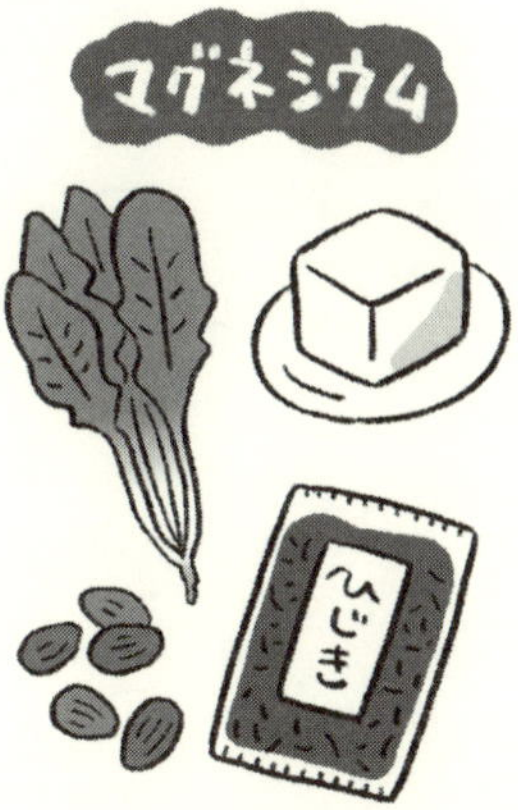

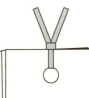

「あること」で塩の質を変えれば、いつもの味でも減塩可能に！

腎臓をメンテナンスするうえで非常に重要なカギを握るのが塩です。塩の摂取量が高血圧につながり、腎臓に大きな負担をかけることになるというのはこれまでお話ししたとおりです。

摂取量には注意したいものの、料理には欠かすことのできない塩。スーパーの調味料売り場に行くと、たくさんの種類の塩が並んでいますよね。ここからはそんな塩の選び方や料理の工夫について解説していきましょう。

すべての塩は、海水から作られています。ピンク色などの岩塩も、山や砂漠などで採掘されますが、もともとは海水。地形が変化して、海だったところが干上がり、水分が蒸発して塩分などのミネラルが結晶化したのです。

海水にはさまざまなミネラルが含まれていて、**私たち人間の体に含まれているミネラルと組成が似ています。**それもそのはず。人間だけでなく、すべての生物の祖先は海で生まれたのです。

ちょっと話のスケールが大きくなり過ぎましたね。料理に使う塩に、話題を戻しましょう。

現代では、さまざまな製法で塩が作られています。

スーパーで売られている塩で、もっとも安いのは**「精製塩《せいせいえん》」**ではないでしょうか。これは海水から塩分だけを効率的に集めたもので、ほぼ100%が塩分（塩化ナトリウム）でできています。見た目はサラサラとして、料理には使いやすいのかもしれません。しかし、この塩化ナトリウムが腎臓を痛めつける主犯格なので、精製塩を使い過ぎると、腎臓は大ダメージを受けてしまいます。

そのほかに、海水を濃縮させる、古くからの製法で作られた塩もあります（一般的には**「天然塩」**といえばピンとくるかもしれません）。海水のミネラルがほとんど残っているわけですから、塩分のほか、カリウムやマグネシウムなども含まれています。ひと口に「塩」といっても、成分は大きく異なるのですね。

いま、**精製塩を料理に使っている人が、いわゆる天然塩に置き換えると、塩分が減らせます。ですから、それだけで減塩につながる**のです。

減塩のポイントは塩分、つまり塩化ナトリウムを減らすことにあります。ここは非常に大事ですから、覚えておいてくださいね。

減塩しょうゆなどの減塩商品も、多くの場合、塩分を減らしてカリウムが添加されています。そのため、古くからの製法を採用した塩と、同じような効果が得られるというわけです。

海水にはミネラルがいっぱい!

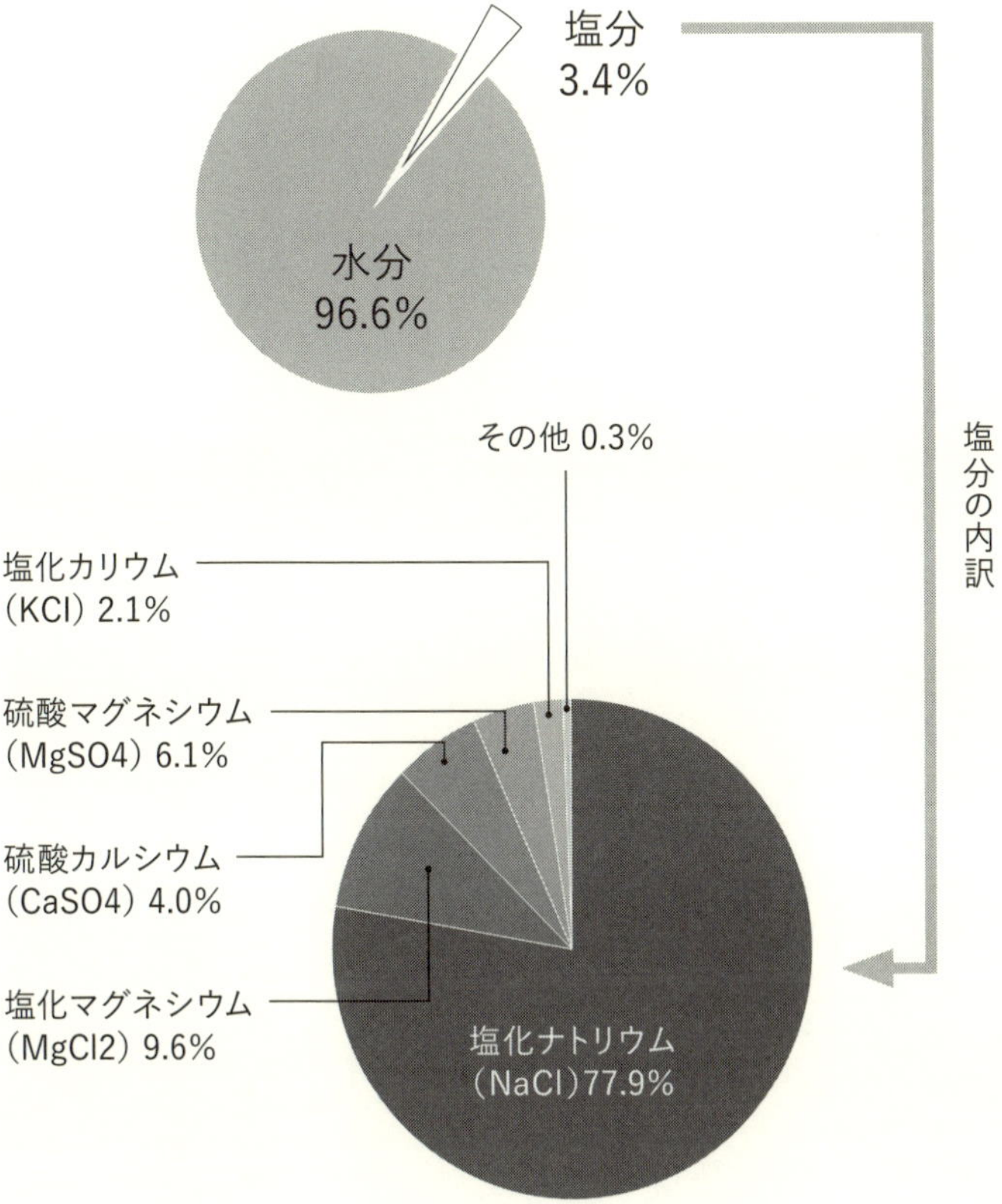

海水にはマグネシウム、カリウム、カルシウムなど、生命維持に欠かせないミネラルが含まれています。天然塩なら、そういったミネラルもとることができます。旨みもあるため、減塩してももの足りなさも感じません。

料理に使う塩やしょうゆの量を変えずに減塩ができるなんて、うれしいですね。

私も、料理などに使う塩はすべて、古くからの製法を採用した塩に切り替えました。**精製塩よりも味が複雑でまろやかなので、もの足りなさを感じることはまったくありません。**むしろ、カリウムやマグネシウムのほんのりとした苦味が加わって、美味しいと感じています。

減塩には、**「塩辛い」という塩味だけに頼らない味付けが役立ちます。**カツオ節や昆布などの出汁の旨み、レモンや酢の酸味、それにスパイスの辛味などを上手に利用すると、美味しさを損なうことなく減塩できるのです。

減塩することが我慢だなんて、とんでもない！　いろいろな味を試せるチャンスなのです。

減塩をするためのひと工夫

出汁を利用する

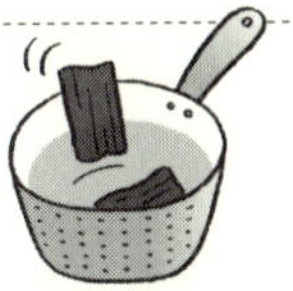

昆布、削り節などの天然の出汁をきかせることで風味が増し、塩分控えめでも美味しく食べることができます。

酸味をつける

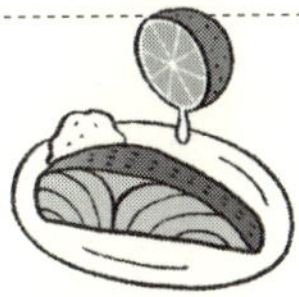

酸味には、塩味を引き立てる作用があるため、酢やレモン、ゆずなどの柑橘類を積極的に活用しましょう。

スパイスや薬味を活用する

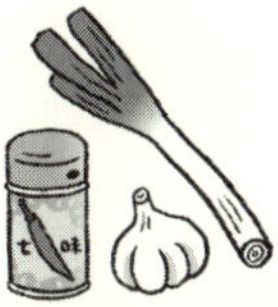

ワサビ、ショウガ、唐辛子、サンショウ、カラシなどのスパイス、大葉やネギなどの香味野菜は味のアクセントとなり、薄味でも美味しく食べることができます。

「かける」より「つける」

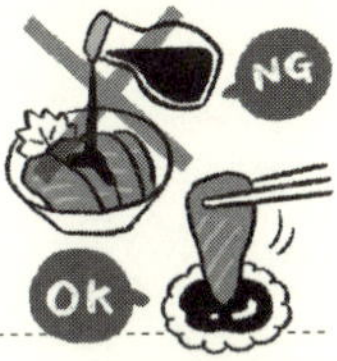

かけるより、小皿に調味料を移して、つけながら食べましょう。また、一滴ずつ出てくる減塩向けしょうゆさしなども活用するとより効果的です。

汁ものは具だくさんにする

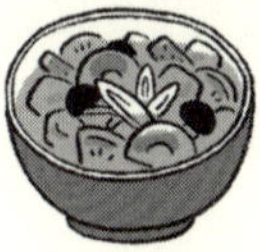

具材の量が多くなるぶん、汁の量が少なくなり、塩分の摂取を抑えることができます。また、具材の旨みが強く出るので、薄味でも満足感が得られます。

減塩しょうゆを使用する

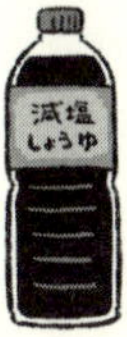

減塩しょうゆを使用すると塩化ナトリウムの摂取量を減らすことができます。ただし、安心してかけ過ぎてしまうことがあるので注意しましょう。

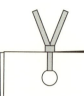

「長生き遺伝子」を活性化させて腎臓を元気にする

私たちは、どうして老いてしまい、死んでしまうのでしょうか。ちょっと哲学的な話ですが、じつは現代科学のテーマのひとつです。

そして、老化や寿命の研究が進む中で発見されたのが、**「サーチュイン遺伝子」**です。**別名「長寿遺伝子」**で、**この遺伝子が働くと寿命が20～30％延びるだけではなく、全身の老化が予防されて、見た目も若々しい状態がキープできる**のです。

サーチュイン遺伝子は、普段は眠っているような状態です。それがカロリー制限などの刺激を受けると、活性化するのです。わかりやすく説明すると、「生命維持に必要なエネルギーが足りない危機的状態になったとき、どうにかして体を生かし続ける」のが、サーチュイン遺伝子です。

摂取カロリーを30%減らすことで、サーチュイン遺伝子が活性化し、糖尿病やがん、脳卒中などにかかりにくくなることがこれまでにわかっています。

また、研究段階ではありますが、糖尿病性腎臓病を改善できる可能性も指摘されています。いずれにせよ、サーチュイン遺伝子の活性化は腎臓の加齢による衰えを食い止めるカギとなる可能性は高いのではないかと思っています。

また、カロリー制限以外に、サーチュイン遺伝子を活性化させる方法についての研究も行われています。

そのひとつが、**ポリフェノール**の研究です。ポリフェノールとは植物に存在する苦味や色素の成分です。緑茶のカテキン、大豆のイソフラボン、ブドウの果皮のアントシアニンは有名なので、きっとみなさんも耳にしたことがあるでしょう。

ポリフェノールの中でも、ザクロやベリー類、ナッツ類に含まれている**エラグ酸**

ポリフェノールの中でもとくに効果の高い
エラグ酸を多く含む食品

ザクロ
ブドウ
ベリー類(イチゴ、クランベリー、ブラックベリーなど)
ナッツ類(クルミ、アーモンドなど)

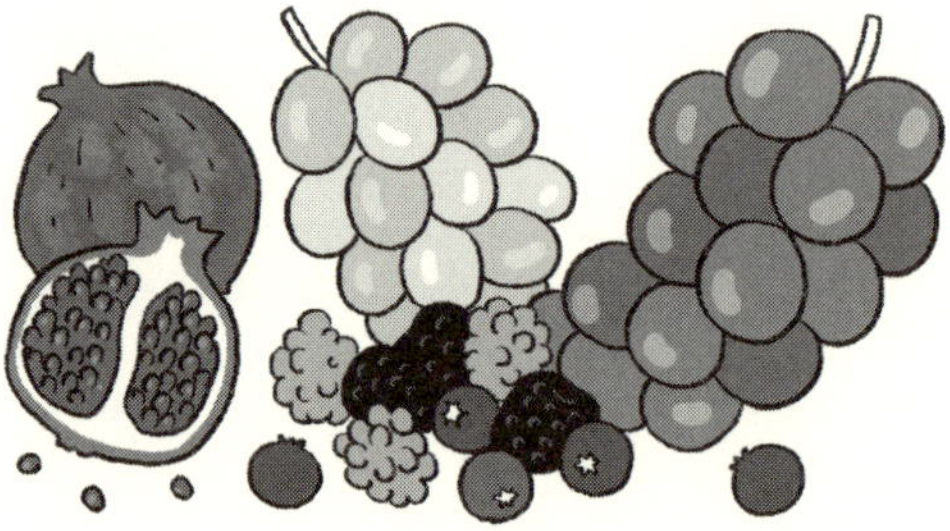

では、その効果が高いことがわかっています。

ただし、私たち人間が、どれだけの量のポリフェノールをとればサーチュイン遺伝子を活性化できるのかは、はっきりとはわかっていません。

ただ、ポリフェノールの多くは水に溶けやすい形で含まれているので、効果は摂取した約30分後に出始め、3~4時間で消えるとされています。

ですから、**飲み物やおやつなどで、こまめにポリフェノールを摂取**するといいでしょう。

サーチュイン遺伝子に期待される働き

サーチュイン遺伝子の力は解明されていないことも多いのですが、期待される効果を見ただけでも「長寿遺伝子」と呼ばれることが納得できると思います。

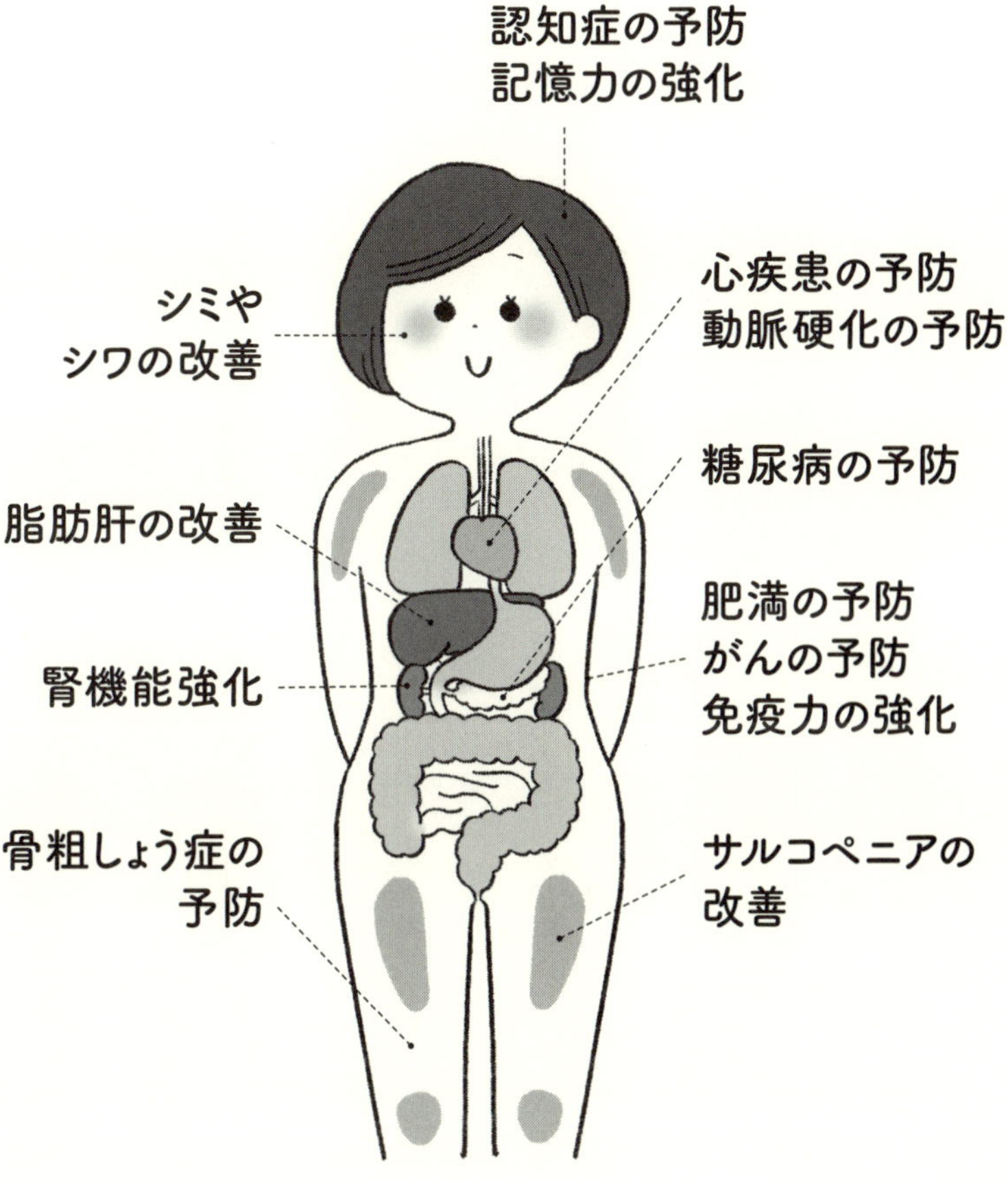

腎機能のメンテナンスを助ける！「16：8断食」で、オートファジーを活性化

カロリー制限で活性化するのは、前項で解説したサーチュイン遺伝子だけではありません。**「オートファジー」**というシステムも動き始めるのです。

オートファジーの「オート」は自分、「ファジー」は食べるという意味です。日本語に訳すと「自食作用」となります。自分自身を食べるなんて、少し怖いイメージを抱くかもしれませんが、このオートファジーは、じつにうまくできた生命維持システムなのです。

人間の体の中には約37兆個の細胞があります。細胞の中では、毎日、古くなって

郵便はがき

105-0003

切手を
お貼りください

（受取人）

東京都港区西新橋2-23-1
3東洋海事ビル
（株）アスコム

腎機能を自力で強くする
弱った腎臓のメンテナンス法

読者　係

本書をお買いあげ頂き、誠にありがとうございました。お手数ですが、今後の出版の参考のため各項目にご記入のうえ、弊社までご返送ください。

お名前	男・女	才
ご住所　〒		
Tel	E-mail	
この本の満足度は何％ですか？	□ ％	
今後、著者や新刊に関する情報、新企画へのアンケート、セミナーのご案内などを郵送またはｅメールにて送付させていただいてもよろしいでしょうか？ □はい　□いいえ		

返送いただいた方の中から**抽選で3名**の方に
図書カード3000円分をプレゼントさせていただきます。

当選の発表はプレゼント商品の発送をもって代えさせていただきます。
※ご記入いただいた個人情報はプレゼントの発送以外に利用することはありません。
※本書へのご意見・ご感想およびその要旨に関しては、本書の広告などに文面を掲載させていただく場合がございます。

●本書へのご意見・ご感想をお聞かせください。

ご協力ありがとうございました。

使えなくなったものが壊されて、新しいものに作り替えられています。

しかし、食べ物が体の中に入ってこなければ、細胞では新しいものを作る材料が足りなくなります。そんなときに活発になるのが、オートファジーです。**細胞の古くなったものを再利用して、新しいものを作る**のです。要はリサイクルですね。

細胞の中の古くなったものは、役に立たないだけではなく、細胞の働きを妨げることもあります。ですから、悪さをするかもしれない古いものを処理できるオートファジーが働くと、**「細胞が若返る」**といえるでしょう。当たり前ですが、腎臓も細胞でできています。ということは、オートファジーが働けば、腎臓の細胞の若返りも期待できるのかもしれません。

オートファジーを働かせる方法として考案されたのが、**「16：8断食」**です。**1日のうちで食事する時間を8時間程度にとどめて、残りの16時間は食事をしません。**

こうしておなかがグーッと鳴るような空腹時間を作ることでオートファジーのスイッチを入れることができます。

「えー、16時間も食べられないの!?」という声が聞こえてきそうですが、安心してください。睡眠時間も、この16時間に含まれています。ですから、**8時間の睡眠をとる人は、朝起きてからの4時間、寝る前の4時間に食事をしなければ、オートファジーのスイッチを入れることができます。**

私も16：8断食を実行しています。夕食は20時までに済ませ、翌日の昼食を12時にとっています。

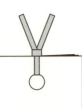

無機リンを控えるだけで 一石三鳥の腎臓メンテナンス効果が得られる！

腎臓の大敵が、食品添加物に含まれている無機リンであることは、第2章で解説しました。

じつはそんな無機リンの摂取を控えるだけで、**一石二鳥どころか、一石三鳥の腎臓メンテナンス効果が得られる**のです。

効果1 タンパク質のバランスが整う

無機リンが使われている代表的な加工食品が、ひき肉や魚のすり身を使った製品です。代表的なものは、ウインナー、ソーセージ、ちくわ、かまぼこです。

ひき肉やすり身は、スライスした肉や魚の切り身と比べて早く傷んでしまうことは、みなさんもご存知ですよね。ですから、保存性を高めるために無機リンが使われていることが多いのです。

さらに、無機リンは水分を保って柔らかい食感を作り出すことから、肉がパサつかないように添加されています。

こうした目的で**無機リンが使われているのは、肉や魚、つまり動物性タンパク質**

が原材料の加工食品です。そして有機リンは、動物性タンパク質に含まれているものよりも植物性タンパク質に含まれているもののほうが体内に吸収されにくいという特性をもっています。

そのため、無機リンが含まれる加工食品を控えるように心がけるだけで、摂取するタンパク質が動物性に偏らなくなり、さらに、体内に入ってくる有機リンの摂取量も自然と減っていきます。

効果2　塩分の摂取量が減らせる

ハンバーグやつみれを作るときには、塩を入れてから練りますよね。塩分を加えて練ると、粘り気や弾力が出て食感がよくなるからです。

こうしたことから、ひき肉や魚のすり身を使った製品は、どうしても塩分が多くなりがちです。

つまり、無機リンを控えるために、ひき肉や魚のすり身を使った加工食品を避ければ、同時に塩分の摂取量が減らせて一石二鳥なのです。

効果3　糖質オフにつながる

手作りのパン屋さんで買ってきた食パンなどは、1日たつと硬くなって風味が落ちてしまいますよね。一方、コンビニやスーパーで買ってきたパンは、数日たってもふんわりとした状態を保ち続けています。

このふたつの違いが、食品添加物の無機リンを使っているかどうかなのです。

また、じつは砂糖にも、ふんわりとした食感を保つ効果と防腐効果があります。砂糖の「水分を抱え込んで離さない」という性質が食感を高め、カビや微生物の活動を抑えるからです。

このように、**日持ちさせることを重視した加工食品は、無機リンと一緒に砂糖も**

多く使われていることが珍しくありません。ですから、無機リンを控えれば、自然と**砂糖をとる量も減って、それが糖質のとり過ぎを防ぐことにもつながる**のです。糖質のとり過ぎが腎臓に負担をかけるしくみは118ページで詳しく解説します。

これで一石三鳥ということになりますね。

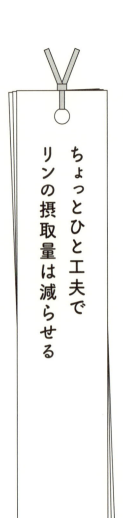

ちょっとひと工夫で リンの摂取量は減らせる

「無機リンを減らすために、ウインナー、ソーセージ、ちくわ、かまぼこなどは避けましょう」といわれても、「好きだから、やっぱり食べたい」「ちくわやはんぺんが入っていないおでんなんて、嫌だ」という方も多いと思います。

そんな方のために、**美味しさはそのままに、リンの摂取量を減らせるちょっとしたコツ**をお伝えします。

加工食品の無機リンについては、**水に溶け出しやすい性質**があります。**この性質を利用して、料理の下ごしらえの段階で無機リンを減らす**のです。

たとえば、ハムやソーセージなどは、サッと下ゆでをします。腸詰めウインナーは、無機リンが流れ出るように、皮を切ってからゆでるとよいでしょう。

ちくわやかまぼこも、料理に入れる前に下ゆでをします。ゆで汁には無機リンが含まれるので、捨ててください。また、お店でおでんなどを食べるときには、ちくわやかまぼこだけを食べて、汁は飲まないようにすると、リンの摂取量を減らすことができます。

中華麺やインスタントラーメンの麺にも、無機リンが含まれています。ですから、麺のゆで汁は捨てて、別のお湯でスープを作ります。

カップラーメンならば、かやくと麺が分かれているものを選び、麺が入ったカップにお湯を注いでから捨てます。こうすることで、お湯に溶け出した麺の無機リンをとらずに済みます。それからカップにスープの素や、かやくを加えて、お湯を注ぎ、規定の時間を置いたら出来上がりです。

戻し汁やゆで汁を捨てることで、腎臓の大敵である活性酸素（124ページ参照）を増やしてしまう酸化油も除去することができるというメリットもあります。また、油臭さがとれて美味しさが増しますよ。

加工食品に頼らない食生活を送りたいものですが、「あれもダメ、これもダメ」と制限されたら、食べる喜びがなくなってしまいます。ですから、多少はゆとりをもって、無機リンが体に入ってくる量を上手にコントロールしてほしいと思います。

リンを減らすひと工夫一覧表

◎ 中華麺や袋麺（インスタントラーメン）

麺のゆで汁を捨て、スープは別のお湯で作りましょう。

◎ カップ麺

麺を戻したお湯は捨てて、スープの素とかやくを入れるときに新しいお湯を注ぎます。

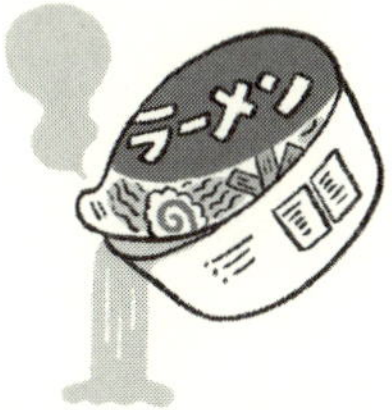

◎ ウインナー・ハム・ベーコンなどの加工肉、ちくわ・かまぼこなどの練り製品

調理前に下ゆでをしてから使用し、ゆで汁は捨ててください。腸詰めウインナーはリンが流れ出るように、皮を切ってゆでましょう。

◎ 肉

薄切り肉を使用して調理前に下ゆでをして、ゆで汁は捨ててください。レバーなどの内臓系の部位は避けましょう。

◎ 魚介類

調理前に下ゆでをして、ゆで汁は捨ててください。リンを多く含む部位である骨や内臓を食べないないようにします。ウナギ、シシャモ、シラス、アユ、ハモなど、骨ごとを食べる魚は控えると◎。

◎ 穀類

白米など精米度の高いものを選び、リンの含有量が多い全粒粉や玄米は控えましょう。ただし、精米度の高いものは血糖値が上がりやすいため123ページで紹介する食べ順を守ってください。

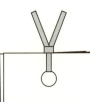

糖化から腎臓を守る！
食べ方にひと工夫で血糖値スパイクを防ぐ

私たちが口から食べたものは、胃に入ってから、腸に移動しています。食べ物の糖質や脂質、タンパク質のほとんどは、移動する間に胃で消化されてから、腸で吸収されています。

つまり、食べ物が胃にとどまる時間（消化にかかる時間）が長いほど、ゆっくりと腸から栄養が吸収されるというわけです。

糖質は、消化・吸収の過程でブドウ糖という糖に分解されて、最終的には腸で吸収されます。吸収されたブドウ糖は、血液の中に入り込み、体を動かすときのエネルギー源として使われます。そのときに血糖値が上昇します。

血糖値とは、血液中のブドウ糖の量を示す数値で、食べてから吸収されるまでの時間が短ければ、血糖値は急激に上がり、その反動で急激に下がります。これが「**血糖値スパイク**」です。

血糖値が急激に上がるということは、一度に大量のブドウ糖が血液の中に入ってくることを意味します。増え過ぎたブドウ糖は、血管の内側の壁に入り込んで血管の壁を傷つけます。

ちなみに、**食後に強い眠気やだるさに襲われるようなときは、血糖値スパイクが発生している可能性**が考えられます。

さらに血液中のブドウ糖は、細胞の中のタンパク質と結合します。そして体温で熱が加わると、「**糖化**」という現象が起こります。

糖化は、食パンをトーストするときにも起こる現象です。トーストしたパンは、褐色のコゲができて、サクッとした食感に変化しますよね。これはパンのタンパク質と糖質が、熱によって糖化されたためです。

血管も糖化によってトーストされて、コゲついた状態になります。

タンパク質とブドウ糖が結びついてできたＡＧＥｓ（終末糖化産物）は、体の中の正常な組織にくっついて、炎症を起こします。

炎症が起きたところからはたくさんの活性酸素が発生します。そのため、血管の内部にＡＧＥｓがくっつくと血管が炎症を起こして、その周りも酸化されて、厚く、硬く、もろくなっていきます。**その結果、動脈硬化が起こる**のです。

くり返しになりますが、**腎臓は細い血管の塊なので、糖化の影響をほかの臓器よりも受けやすいといえる**でしょう。そして、腎臓の血管がダメージを受けて動脈硬化が進行すると血管が狭くなって血液量が減少し、機能が低下します。

そんな恐ろしい血糖値スパイクや糖化を防ぐには、**血糖値を急激に上げないことがポイント**になります。冒頭で述べたように、ゆっくりと腸から糖質が吸収されるよう、心がけるといいでしょう。

まず、食べたものが胃にとどまる時間を延ばすために、**飲み物で糖質をとらないことが大切**です。一時期、「スムージーは健康にいい」といわれていましたが、**血糖値の観点では逆効果。**野菜などはミキサーにかけないほうが、血糖値の上昇は穏やかなのです。

また、野菜などに含まれる食物繊維は胃にとどまる時間が長いので、**食事の最初に食物繊維をとっておけば、後で糖質が胃に入ってきても消化・吸収のスピードが抑えられ、血糖値の急上昇を抑える**ことができます。

ですから、食物繊維が豊富な野菜や海藻、豆などを、ご飯やパン、麺類の前に食べましょう。いわゆる**「野菜（ベジタブル）ファースト」**です。

なお、食物繊維は糖質を吸着するので、腸でのブドウ糖の吸収も遅らせることができます。

食物繊維と同様に脂質も、胃の中に長くとどまります。ご飯やパン、麺類の前に肉や魚、そして油を使った料理を食べることで、糖質の消化・吸収は緩やかになるのです。

また、ゆっくり、よく噛んで食べることも大切です。食べるスピードが速いと、食べ物の消化・吸収が速くなり、食後の血糖値の急上昇を招き、血糖値スパイクが起こりやすくなるからです。

腎臓を守る!
血糖値の急上昇を防ぐ食べ方

食物繊維が豊富な野菜や海藻、キノコ類、消化に時間がかかるタンパク質を先に食べると腸内で糖質の吸収が抑えられて血糖値の急上昇を防ぐことができます。具体的には、①野菜（副菜）→②魚、肉、大豆製品（主菜）→③ご飯やパン（主食）の順に食べるのが好ましいです。

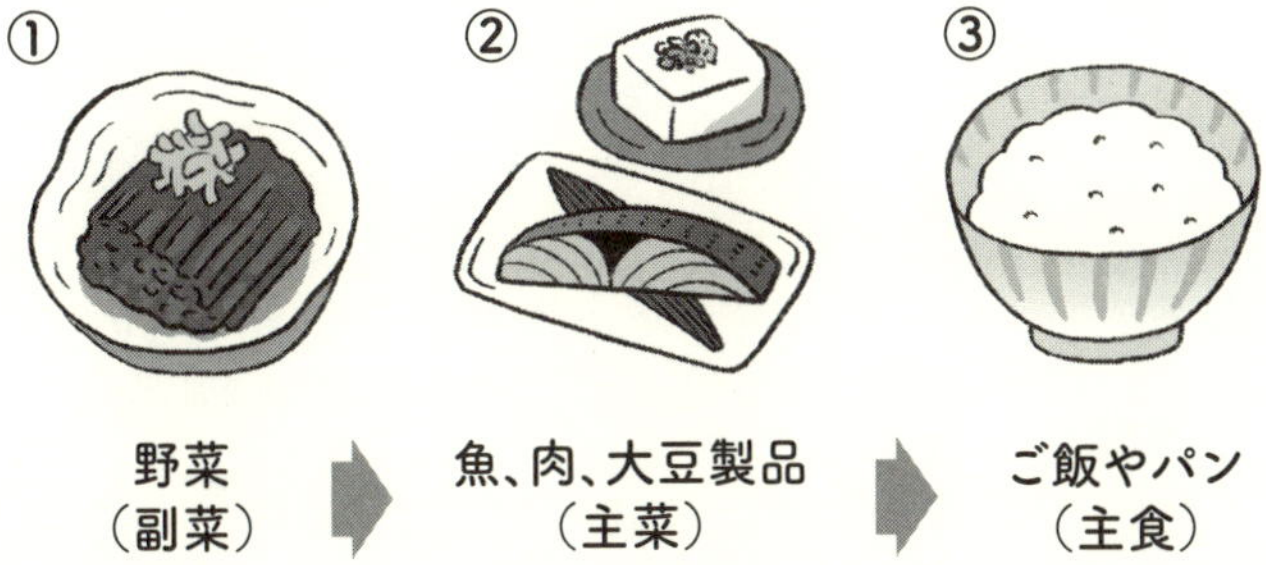

ここに注意!

◎ ご飯やパンを先に食べない

空腹時にご飯やパンなどの炭水化物を先にとってしまうと、糖質が一気に吸収されて血糖値が急激に上昇してしまいます。

◎ おかずだけを半分食べる

どうしてもご飯がないと……という方は、まずは野菜、タンパク質のおかずを半分程度食べてから、残りを主食のご飯と一緒に食べましょう。

◎ 早食いをしない

早食いをすると満腹を感じる前にたくさん食べてしまうため、肥満にもつながります。

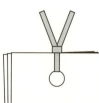

酸化は腎臓の最大の敵！
ポリフェノールで腎臓をサビから守る

前項では、「糖化」についてお話ししましたが、次は**「酸化」**についてです。**酸化とは体のサビのようなもので、原因となるのが「活性酸素」**です。この物質は、簡単にいうと、酸素がいろいろな要因によって狂暴化したものです。その要因とは、118ページで解説した血糖値スパイクのほか、加齢やストレス、過労、食品添加物、喫煙、大気汚染、激しい運動、多量飲酒、紫外線など、さまざまです。

血管の集合体である腎臓にとって活性酸素は最大の脅威です。活性酸素によって腎臓の血管が酸化すると、もろくなったり、詰まったり……。とにかく、**劣化が加**

速されます。その結果、**腎臓への血流は滞り、機能がどんどん低下していきます。**

残念ながら、人間が呼吸をする限り、活性酸素の発生を防ぐことはできません。しかし、**救世主が存在します。それがポリフェノールです。**この物質がサーチュイン遺伝子を活性化することはすでに解説しましたが、じつは、**活性酸素を無毒化する働きももつというスーパーマン**なのです。

数あるポリフェノールの中でも、玉ネギに含まれているケルセチンは、抗酸化力が非常に強いと報告されています。そのほか、ビタミンA、ビタミンC、ビタミンE、イオウ化合物にも抗酸化作用があることがわかっています。

具体的にどのような食品をとればいいのかは次のページで解説しています。抗酸化物質を含む食品を毎食とる習慣をつけて、酸化の害から腎臓を守りましょう。

抗酸化物質を毎日とろう

ケルセチンを含む食品

玉ネギ、ブロッコリー、リンゴ、モロヘイヤ

ビタミンAを含む食品

ニンジン（皮付きがおすすめ）、パプリカ、
ホウレン草、モロヘイヤ、ブロッコリー、パセリ、カボチャ

ビタミンCを含む食品

青菜類、果物（とくに柑橘類）、ジャガイモ、
サツマイモ、ブロッコリー、ピーマン（とくに赤ピーマン）

ビタミンEを含む食品

ナッツ類、大豆、豆腐や納豆などの大豆製品、カボチャ

イオウ化合物を含む食品

ニンニク、玉ネギ、長ネギ、ニラ、ラッキョウ

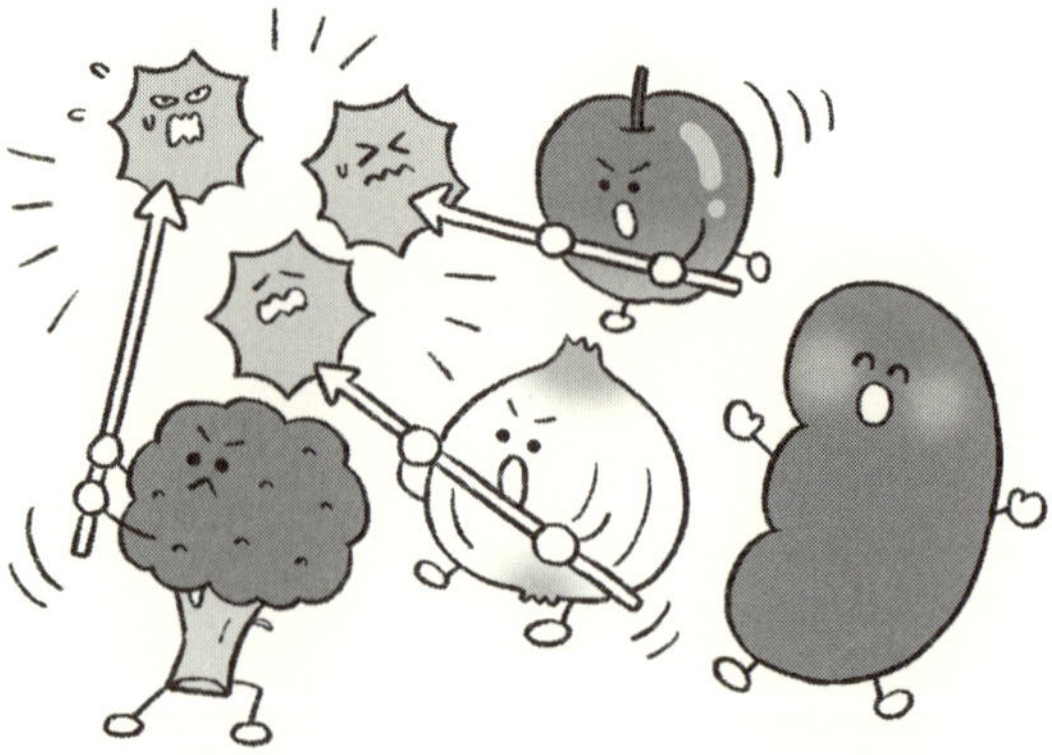

第4章

腎臓の労働環境を
徹底改善！

暮らし方メンテナンス

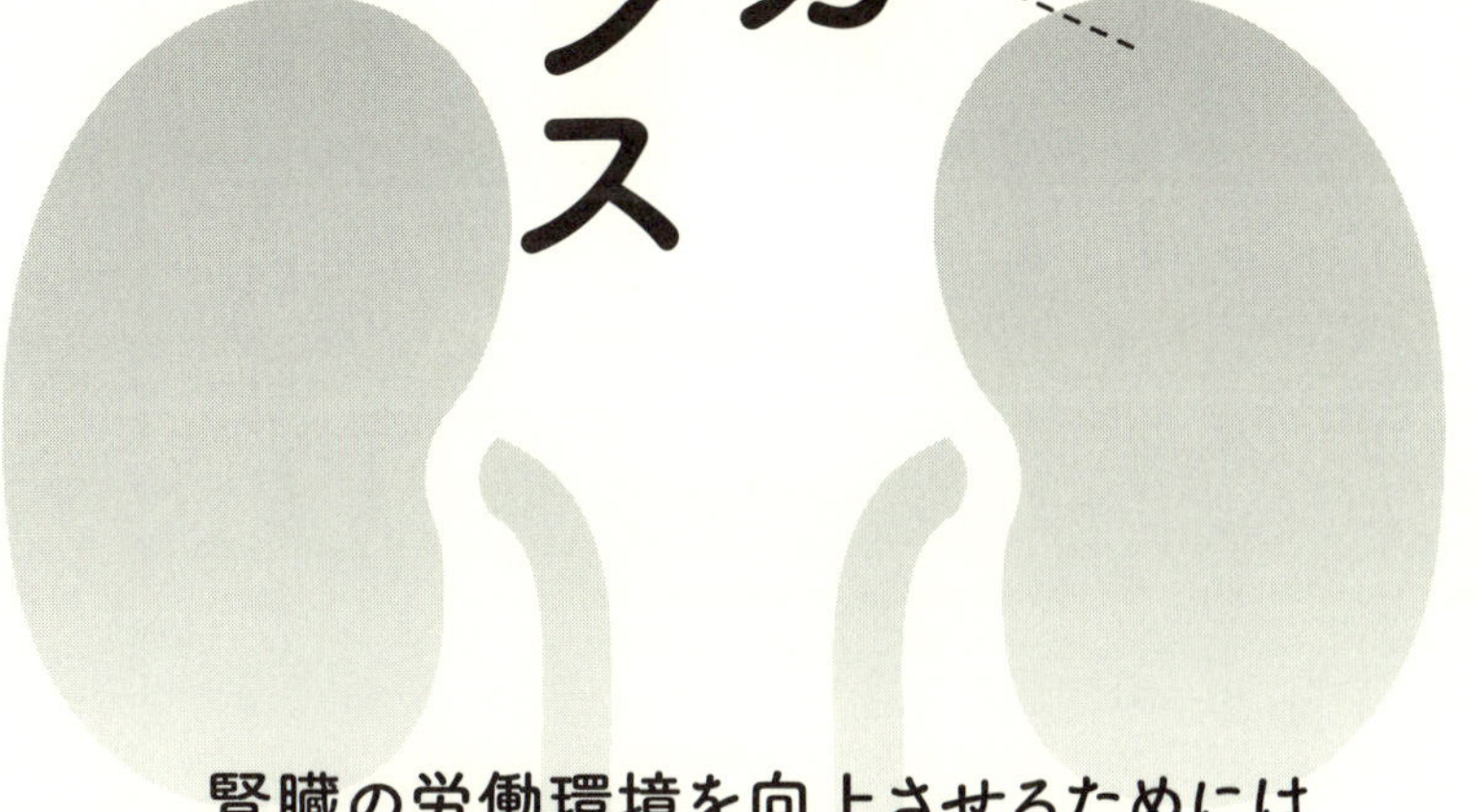

腎臓の労働環境を向上させるためには
生活習慣を変えていくことが必要です。
腎臓が本来の力を取り戻すための
暮らし方のヒントをご紹介します。

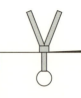

腎臓への負担を推し量るカギは〝血圧〟
毎日の血圧計測＆記録を習慣化しよう

大事なことなのでくり返しますが、腎臓は細い血管の塊です。そこに大量の血液が流れ込んでくるため、血圧が上がると腎臓への負担が大きくなって、機能が低下してしまうのです。

ですから、**腎臓にどれくらいの負担がかかっているのかを知るために、日々の血圧の変化を確かめることが重要**になります。

最近では、家庭用の血圧計のバリエーションが増えて、価格も3000円ぐらいからと、かなりお手頃になりました。**できれば一家に一台、家庭用の血圧計を常備してほしいと思います。**

家庭用の血圧計には、次の3種類があります。

○上腕式血圧計（カフ式）

上腕にカフ（ゴムの袋の入った帯）を巻くタイプの血圧計です。家庭用にはぴったりです。

○上腕式血圧計（腕挿入式）

病院に設置されていることが多いタイプで、上腕を通すだけで簡単に血圧を計測できます。

○手首式血圧計

手首で測定するコンパクトなタイプです。ただし、上腕式血圧計よりも精度が下がります。

私も自宅に上腕式血圧計（カフ式）を置いて、朝起きてすぐと、夜寝る前の1日2回、血圧を測定しています。スマートフォンと連動している血圧計なので、血圧を計測するとデータが自動的にスマートフォンに記録されていくので、とても便利です。スマートフォンのアプリの使い方がわからない場合は、ノートに記録するといいでしょう。

血圧を1週間記録したら、収縮期血圧（最大血圧）・拡張期血圧（最小血圧）の変化を確認してください。**2〜3日にわたって高血圧の基準値になっていたら、病院を受診することをおすすめします。**

高血圧の基準は、家庭用の血圧計で測定した場合、収縮期血圧（最高血圧）が135㎜Hg以上、拡張期血圧（最低血圧）85㎜Hg以上です。

血圧は、咳やくしゃみをした後やストレスがかかっているとき、動き回った後などには上がってしまいます。ですから、血圧を測る前にはイスか床に座り、1〜2分、ゆったりと過ごしてください。

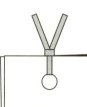

ストレスが腎臓を痛めつける！
気分転換は腎機能改善の特効薬

「心臓よ、止まれ！」「血圧よ、下がれ！」と念じても、心臓は動き続けるし、血圧も変化しません。その理由は、臓器の動きや血流などは、意思とは無関係に**自律神経という神経に支配されているから**です。

自律神経には、活動するときに働く**交感神経**と、休息やリラックスをするときに働く**副交感神経**があります。このふたつの神経が綱引きをするようにバランスをとって、体の機能は維持されています。

自律神経はストレスと深く関わっています。たとえば、イライラや気分の落ち込みといった精神的なストレス、そして寝不足、過労などの身体的なストレスを受け続けると、交感神経が優位になり過ぎて副交感神経がうまく働かなくなってしまいます。その結果、自律神経のバランスが崩れ、心身に不調が表れることになります。

もちろん、**腎臓も自律神経でコントロールされているため、自律神経のバランスの崩れの影響を受けてしまいます。**

交感神経が興奮することで血管がギュッと縮み、腎臓への血流が減ってしまいますし、心拍数が増えて、血圧も上昇します。これは、腎臓の血管に大きな負担をかけてしまうのです。

さらに、興奮した状態が長く続くと、細胞などを攻撃してしまう活性酸素が発生して、体のあちこちに炎症が起こります。当然、腎臓にも炎症が発生する可能性があります。

ですから、**腎臓の機能を守るためには、ストレス解消が欠かせません。**イライラや気分の落ち込みを覚えたら、気分転換をしましょう。

また、**睡眠時間を確保し、無理をしないことも大事**です。

私も、医師という仕事柄、日々ストレスにさらされています。「疲れたな」と感じたときには、ひとまず緑のある空間で過ごしたり、その時間がなければ大好きなミュージシャン（ちなみに、私は藤井風さんが大好きです）の曲を聴いたりしています。あとは、「なるようになる！」と開き直ることでしょうか（笑）。

みなさんも、好きなこと、楽しいことで気分転換をはかってください。

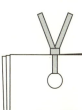

腹式呼吸がカギとなる！ 1日数回の深い呼吸で腎臓が活気を取り戻す

前項で説明した**自律神経と大きく関係しているのが、呼吸**です。

ハッハッハッハッハッと短いリズムで行う浅い呼吸は交感神経を、ゆっくりと吐いて

深い呼吸は
腎臓メンテナンスに効果大

浅い呼吸をすると体はつねに緊張状態になり、リラックスすることができません。腎臓はとてもデリケートな臓器なので、いつもピリピリした状態でいると腎臓もリラックスできずに疲れ切ってしまいます。

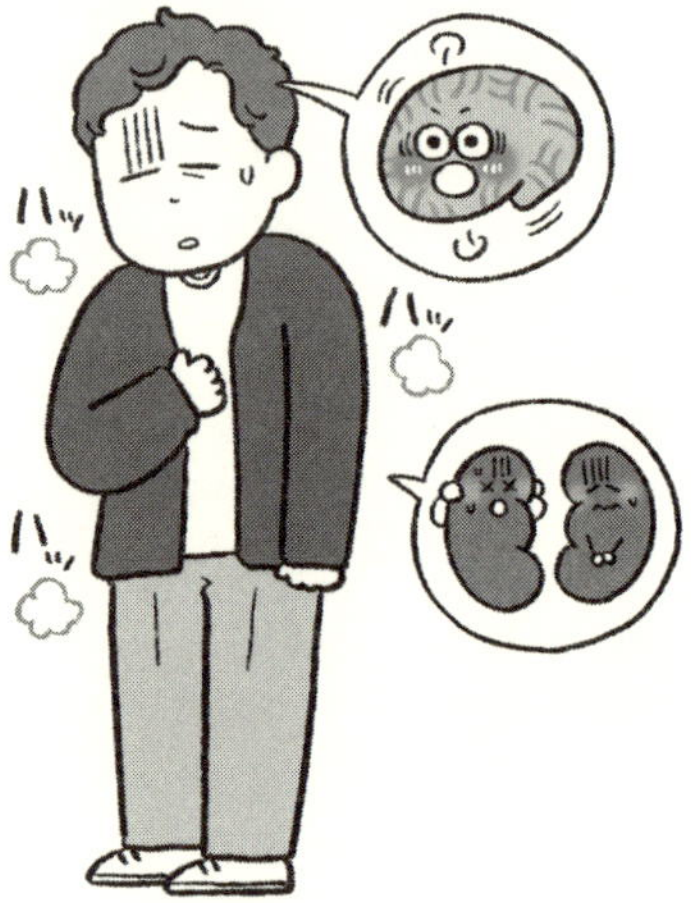

から吸う深い呼吸は副交感神経を刺激します。ですから、自律神経のバランスを整えて精神状態を安定させるためには、**深い呼吸をして副交感神経を優位にすることが有効**です。深い呼吸をするためには**腹式呼吸をマスターすることが効果的**です。

腹式呼吸は、1日に何回でも行ってかまいません。おすすめのタイミングは、寝る前で、**睡眠の質を高める効果が得られる**でしょう。

実践

深い呼吸を習慣化できる！
腹式呼吸で腎臓メンテナンス

自律神経を整えることができる深い呼吸をする訓練です。1日数回続けることで自然と深い呼吸ができるようになります。

①

あおむけになり、両足を肩幅に開いて、ひざを立てる。片手をおなかに、もう片方の手を胸に置きましょう。

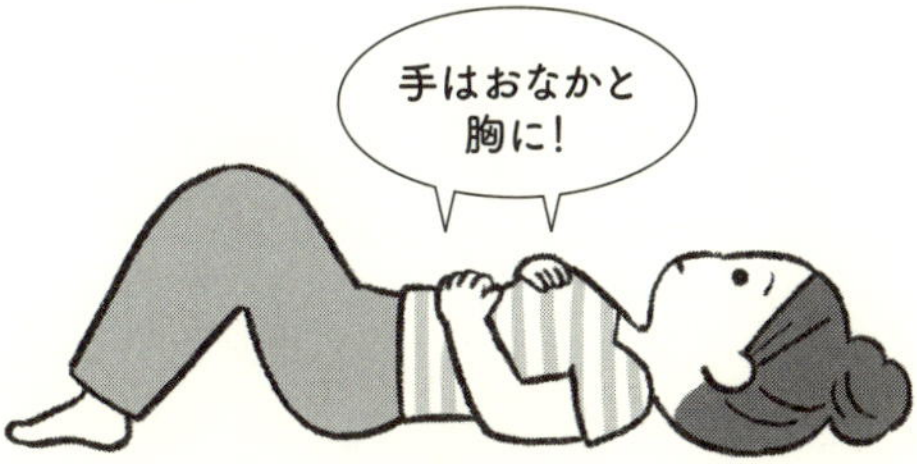

②

3秒かけておなかをへこませながら息を吐き、3秒止めます。慣れてきたら5秒に延ばしましょう。

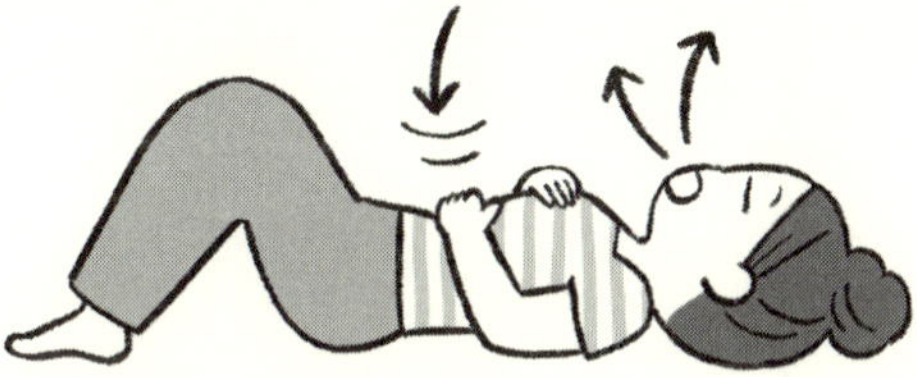

③

3秒かけておなかを膨らませながら息を吸います。慣れてきたら5秒に延ばしましょう。

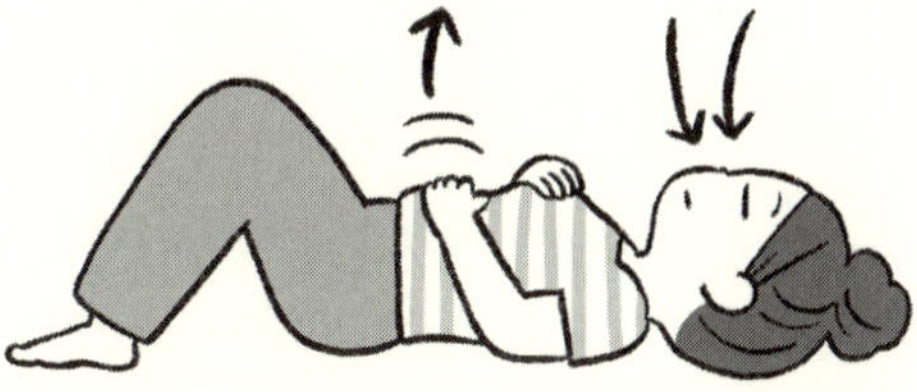

運動で腎臓の健康を取り戻す

20年ほど前から、筋肉が分泌するホルモンの一種である**「マイオカイン」**が大きく注目されています。マイオカインには数十種類があり、そのほとんどが運動で筋肉を動かすと分泌されます。そして、筋肉自体に作用するだけではなく、血流にのって運ばれて、さまざまな臓器に対して影響を与えることがわかっています。

代表的なマイオカインは、脳で神経細胞を活性化する**「イリシン」**です。さらにイリシンは、**肥満や糖尿病も予防し、腎臓の機能を保護している**というデータも示されています。

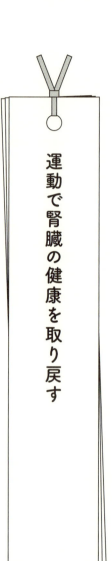

そのほか、筋肉の増加が腎臓を保護するという「筋腎連関」が報告され、有酸素運動や適度な筋力トレーニングが、患者さんに推奨されています。

筋肉は誰でも年齢に関係なく、鍛えれば増やせます。ですから、80歳や90歳になってからでも筋肉量を増やして、マイオカインの分泌を増やすことは可能なのです。

ぜひ、有酸素運動と筋力トレーニングに取り組んでください。

有酸素運動でおすすめしたいのは、ウォーキングです。1日20～60分を週に3～5回行うといいといわれていますが、高齢の方や筋力が落ちている方は、無理をせず、マイペースで散歩する程度でもかまいません。ウォーキングを行うときには水分を携帯し、こまめに飲んで脱水を防ぎましょう。

真面目な患者さんには、「猛暑や大雨でも、毎日、ウォーキングをしなければ！」と、決めたことを守らなければ気が済まない傾向がみられます。ただ頑張り過ぎると、ストレスがたまるうえ、転倒など思わぬ事故も起こりやすくなります。天気が悪いときには、家の中を歩き回るだけで十分です。

筋力トレーニングについては、無理なく下半身の筋肉を鍛えられる方法がおすすめです。体の中でも、お尻や太ももなどには大きな筋肉があります。そのため、下半身を鍛えると、効率よく筋肉量が増やせます。

私も実践している筋力トレーニングは、**「もも上げ」**です。下半身をバランスよく鍛える効果があります。筋力が衰えている人はフラつくと危ないので、イスの背などにつかまって行ってください。**とにかく、無理は禁物です。**

有酸素運動も筋力トレーニングも、不調を感じているときにはやめておきましょう。また、ハアハアと息切れするような状態まで行ってはいけません。腎臓病が進行している患者さんは、主治医と相談してから始めてください。

実践

1日1回！
腎臓メンテナンス運動

左右各3回

もも上げ

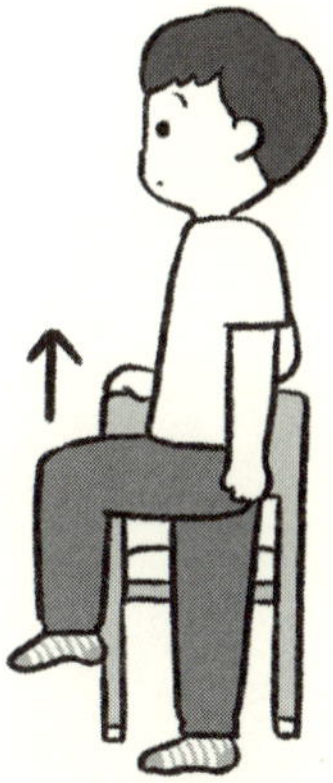

① イスの横に背すじを伸ばして立ち、イスの背（イスがなければ壁でもOK）に手を添えます。

② 片方の太ももを床と平行になるくらいまでゆっくりと持ち上げます。ただし、はじめは無理のない高さまで上げれば問題ありません。

③ ひざを上げ切ったらゆっくりと元の位置に戻します。これを左右各3回行います。ラクにできるようになったら、回数を増やしていきましょう。

立って行うことが難しい場合はイスに座って行ってもOK。

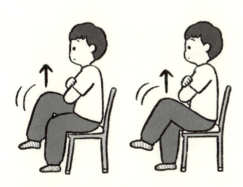

① 背すじを伸ばしてイスの背にもたれないようにして座り、両腕を組みます。

② 片方の太ももを無理のない高さまでゆっくりと持ち上げます。

③ ひざを上げ切ったらゆっくりと元の位置に戻します。これを左右各3回行います。ラクにできるようになったら、回数を増やしていきましょう。

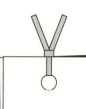

腎臓メンテナンスの基本の「き」
なんとしても喫煙をやめてほしい理由

「健康に悪い生活習慣」として並び立つのは、喫煙と飲酒ですね。

意外なことに（という表現もちょっと変ですが）、腎臓に限定すれば、飲酒が悪影響を与えるというデータは、現在のところ見つかっていません。

一方、**喫煙の害**については、両手の指では足りないほど、たくさんのデータが報告されています。

まず、タバコを1日20本以上吸う喫煙者は、吸わない人に比べて末期腎不全になる確率が2倍以上になるといわれています。

そして、喫煙している人は、腎臓の機能が低下するスピードが、そうでない人よりも2倍速くなるというデータもあります。そのスピードは喫煙本数に比例していたので、**タバコをたくさん吸うほど腎臓の機能が低下する**ということになります。

細い血管の塊である腎臓は、血管の状態がその機能を大きく左右します。タバコに含まれるニコチンは、血管を収縮させるので、血流を低下させると同時に血圧を高くします。

また、**喫煙者は血糖値が下がりにくくなることがわかっています。**つまり、非喫煙者よりも長く血液中に余分なブドウ糖が漂うため、**血管が傷つけられるリスクが高くなる**ということです。その結果、腎臓も大きなダメージを受け、機能低下を招くことが考えられます。

腎臓のほかにも、喫煙は、がんや脳卒中、心筋梗塞、胃・十二指腸潰瘍、歯周病などのリスクを上げることもわかっています。ちなみに、新型コロナウイルス感染症が蔓延したときには、喫煙していた人のほうが間質性肺炎（「間質」と呼ばれる肺胞の周りの組織に炎症が起こる病気）が重症化しやすいといわれていました。

問題は、**こうしたタバコの害が、喫煙している本人だけでなく、周りの人にも及ぶ**ことです。タバコから出る煙（副流煙）を吸い込むことで、喫煙と同じ健康被害を及ぼします。

加齢による腎臓の機能低下は自然な老化現象ですが、**喫煙は機能低下を加速させてしまいます。**ですから、なんとしても喫煙はやめてほしいのです。

「ストレスを感じると、どうしても吸ってしまう」という方は、135ページで紹介しているストレスを解消する効果がある腹式呼吸を試してみてください。上手に気分転換をしながら、タバコを吸わなくても済む状態を作っていきましょう。

第５章

あなたの腎臓は大丈夫？

腎臓からのSOSを見逃さないための基礎知識

辛抱強い腎臓もたまには弱音をはき、SOSを発します。大事に至らないようにできるだけ早くSOSに気づける知識をつけておきましょう。

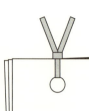

いますぐチェック あなたの腎臓は大丈夫？

まずは腎臓からのＳＯＳが出ていないか、確認してみましょう。
みなさんは、以下の中で心当たりのある項目はいくつありますか？

□１回以上、トイレで目が覚めてしまう
□足がつることが多い
□50歳以上である
□尿タンパクを指摘された
□クレアチニン値が高い

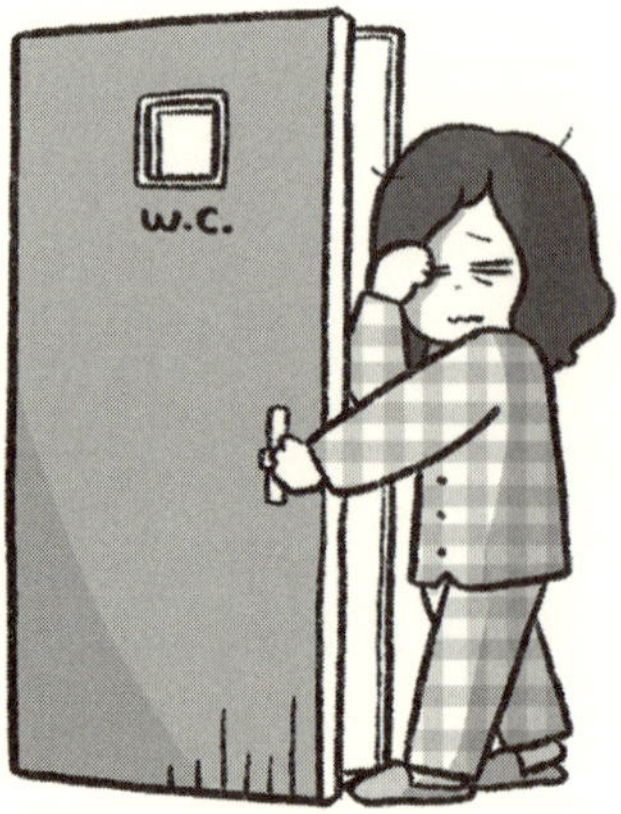

□血圧が高い
□尿酸値が高い
□血縁者に腎臓病の人がいる
□加工食品を食べることが多い
□甘いものが好き
□顔や足のむくみが気になる
□血糖値が高い
□肉が大好き
□タバコを吸う
□イライラすることが多い

当てはまる数が多いほど、腎臓の機能が低下している危険性が高いといえます。

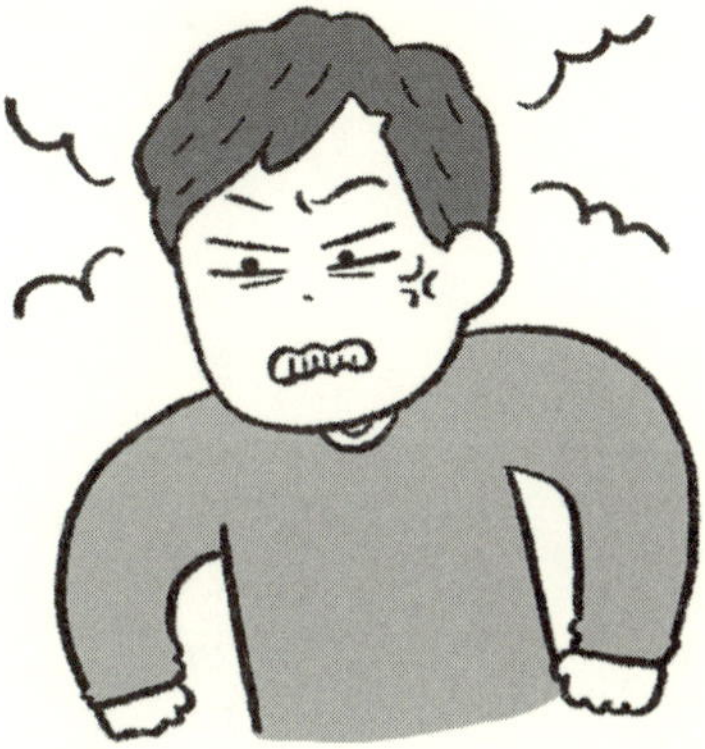

自宅でできる尿チェックと簡易検査

前ページのチェック項目はいかがでしたでしょうか？　腎臓の機能低下を早期に発見するには、**日常的な尿チェックも役立ちます。**もしチェックが多くついたり、不安を覚えた方は、次の尿に関するチェック項目を確認してみてください。

□色

腎臓に炎症があったり、尿路に異常があったりすると、尿に血液が混じって、赤やピンク色になります。これが「血尿」です。

□泡立ち

尿に泡が多く含まれ、なかなか消えない場合、**腎臓のフィルター機能が損なわれて、尿中にタンパク質が多く含まれている**ことがあります。これが「タンパク尿」です。

□におい

尿から甘いにおいがするときには、尿にブドウ糖がたくさん含まれている「尿糖」で、**糖尿病や、腎機能の低下の可能性**が考えられます。

□濁り

尿が濁っている場合、**泌尿器関連の感染症や腎臓の異常**が考えられます。

□回数

腎臓の機能が低下すると、尿を濃縮する力が弱まって、夜間にトイレに行く回数が増えがちです。逆に、尿がほとんど出ないときには急性の腎障害の危険性があります。回数を意識することは重要です。

なお、色があまりにも濃いなど、**尿の状態で心配があったらその状態をスマート**

フォンのカメラで撮影するように、私は患者さんに伝えています。医師が実際に色などを見たほうが、正しい判断につながりやすいからです。自分で判断が難しいと思うときはぜひこの方法を使ってみてください。

ドラッグストアなどでは、自宅で簡単にタンパク尿や尿糖を調べられる尿検査キットが販売されていることもあります。尿チェックで気になる点が出てきたら、まずは**尿検査キット**を使ってみるのもいいでしょう。

ここで紹介したものは、あくまでも自宅でできる簡易的なチェックです。腎臓の機能を正確に知りたいのであれば、医療機関での検査が必要です。

また、尿検査キットでは「問題がない」という結果が出ていても、突然、尿がほとんど出なくなったり、逆にたくさん出るようになったり、強い疲労感やむくみをともなうようであれば、病院を受診してください。自己判断は禁物です。

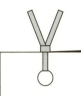

クレアチニン・eGFR……って結局何？
検査結果を理解するための基礎知識

「沈黙の臓器」である腎臓は、機能が大きく低下するまで、ほとんど自覚症状が表れません。ですから、**きちんと検査をして、早期発見を心がけることが大切**です。

ここでは、検査項目について説明しましょう。

□血中尿素窒素（BUN）

尿素窒素は、体の中でタンパク質が利用された後にできる老廃物です。血中尿素窒素は、血液中に含まれる尿素窒素を示しています。

尿素窒素は、血液のフィルターの役割を果たす糸球体でろ過されて、尿の中に排泄されます。しかし、腎臓の機能が低下するとろ過し切れず、血液中にたまっていきます。そのため、血中尿素窒素の数値が高くなります。

□尿タンパク

タンパク質は体に必要な物質であるため、それほど尿に混じることはありません。しかし、糸球体の働きが障害されると、尿の中にタンパク質が漏れ出してくるようになります。

尿タンパクは、検査時や検査前の体調・発熱・運動量・ストレス・食事などの影響を受けます。尿タンパクの検査値には「－」「±」「1＋」「2＋」「3＋」「4＋」がありますが、**「－」が正常で、「±」以上であれば尿タンパクの疑い**があります。ただし、疲れているときに検査を受けて「±」などが出ることは珍しくありません。**±から2＋の値が続くようであれば、腎疾患や腎機能の低下が疑われます。**必ず詳しい検査を受けましょう。

□血清クレアチニン

クレアチニンは、筋肉でエネルギー源が使われた際に生じます。健康な状態では血液にのって腎臓に運ばれて、尿の中に排泄されます。

しかし、糸球体のろ過機能が低下すると、クレアチニンが血液の中に増えてきます。ですから、**血清クレアチニンの数値が高いほどろ過機能が落ちていることを意味**します。

□eGFR（推算糸球体ろ過量）

GFR（糸球体ろ過量）は、**糸球体がどれだけ血液をろ過できているのかを示す値**です。

正確なGFRを測定するには手間がかかるので、血清クレアチニンを用いてGFRの推定値を計算します。これがeGFR（推算糸球体ろ過量）です。

eGFRは血清クレアチニン・年齢・性別で算出し、単位はmL／分／1・73㎡です。

□アルブミン尿

アルブミンは、血液中でもっとも多いタンパク質です。タンパク質の中でも比較的サイズが小さいため、通常は尿にはほとんど出ませんが、**腎臓が障害されると出る量が増え始めます。**

アルブミンが微量に出た段階でチェックできるのが、微量アルブミン尿検査です。尿タンパクや血清クレアチニンよりも早く、腎臓の機能の低下がチェックできます。

知っておきたい！ 腎臓の病気の種類

腎臓病には**急激に腎機能が落ちる急性腎臓病**と、**ゆっくりと進行する慢性腎臓病**があります。どちらも放置は危険ですが、慢性腎臓病は患者数が多いにもかかわらず放置してしまう方が多いです。ここからは慢性腎臓病の種類を紹介していきます。

■慢性腎臓病

「慢性腎臓病（ＣＫＤ）」は、腎臓の働きが慢性的に低下した状態や、尿の中にタンパク質が漏れ出している状態（タンパク尿）の総称です。**次のふたつのいずれか、または両方が3カ月以上続いた場合に慢性腎臓病とされます。**

○尿検査、血液検査、画像診断などで腎障害があきらかである（とくに、0・15g／gＣr以上のタンパク尿、または30㎎／gＣr以上のアルブミン尿が出ている）。

○糸球体ろ過量（ＧＦＲ）が60mL／分／1・73㎡未満である。

慢性腎臓病には、いくつか種類があります。その中で、近年、透析が増えているのが**「糖尿病性腎症（157ページ参照）」**と**「腎硬化症（160ページ参照）」**

腎臓病は他人事じゃない

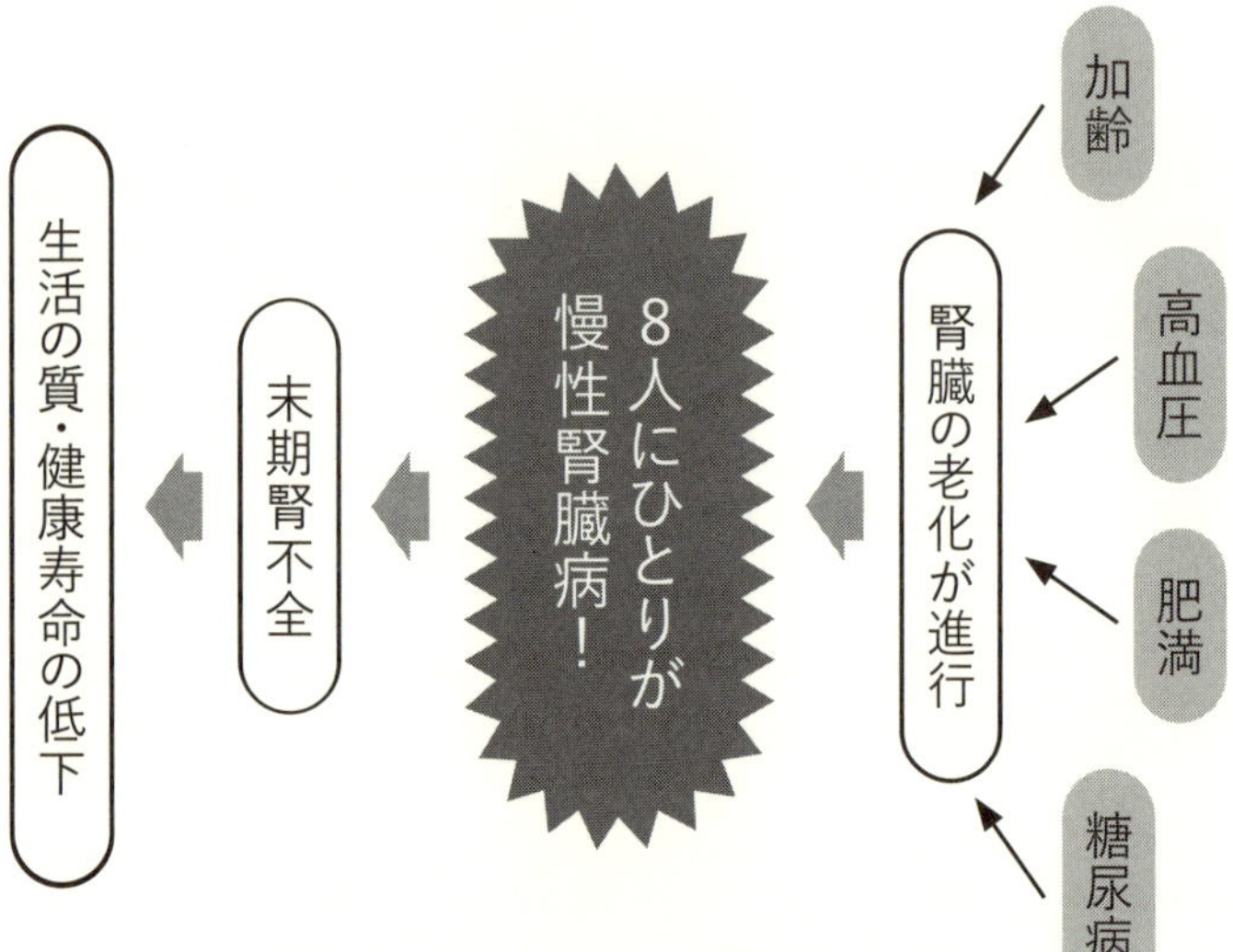

飽食の時代である現代は、腎臓の老化を加速させる要因が昔よりもたくさんあります。8人にひとりが慢性腎臓病というデータも驚くことではありませんね。

の患者さんです。

糖尿病性腎症は糖尿病、腎硬化症は高血圧と関連しています。これらの病気は動脈硬化を進行させ、脳卒中や心筋梗塞を引き起こします。

２０１２年のデータでは、**慢性腎臓病の患者数は、日本では１３３０万人。**成人のおよそ８人にひとりの割合だとされていました。

慢性腎臓病（CKD）重症度分類

原疾患		タンパク尿区分		A1	A2	A3
糖尿病関連腎臓病		尿アルブミン定量（mg／日） 尿アルブミン／Cr比（mg／gCr）		正常	微量アルブミン尿	顕性アルブミン尿
				30未満	30～299	300以上
高血圧性腎硬化症 腎炎 多発性嚢胞腎 移植腎 不明 その他		タンパク白定量（g／日） タンパク白／Cr比（g／gCr）		正常	軽度タンパク尿	高度タンパク尿
				0.15未満	0.15~0.49	0.50以上
GFR区分（mL/分/1.73㎡）	G1	正常または高値	≧90			
	G2	正常または軽度低下	60~89			
	G3a	軽度～中等度低下	45~59			
	G3b	軽度～中等度低下	30~44			
	G4	高度低下	15~29			
	G5	高度低下～末期腎不全	<15			

重症度は原疾患・GFR区分・タンパク尿区分を合わせたステージにより評価。
CKDの重症度は死亡、末期腎不全、心血管死亡発症のリスクを □ のステージを基準に、■、■、■、の順にステージが上昇するほどリスクは上昇する。

出典：日本腎臓学会編 東京医学社刊「CKD診療ガイド2012」一部改変

慢性腎臓病（CKD）のステージと症状

CKD ステージ （病期）	eGFR 値	腎臓の 機能状態		症状	治療法
G1	≧90	ほぼ正常	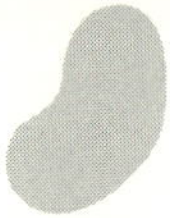	自覚症状 なし	
G2	60 〜 89	腎機能低下	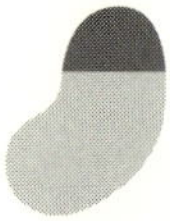	自覚症状 なし （タンパク尿、 血尿）	生活改善 食事療法 薬物治療
G3a	45 〜 59	中等度低下	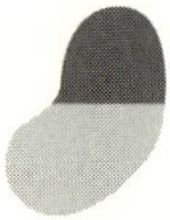	むくみ、 夜間の多尿、 疲れやすい	
G3b	30 〜 44	中等度低下	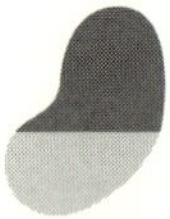		
G4	15 〜 29	高度低下	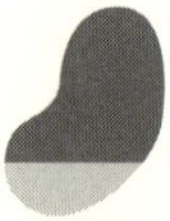	むくみ、 高血圧、 貧血、息切れ、 尿量の減少	
G5	＜15	末期腎不全	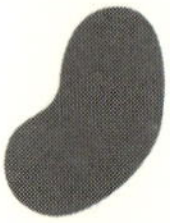	尿毒症の 進行による 呼吸困難、 心不全、 意識障害	腎代替療法 （透析治療・ 腎移植）

出典：日本腎臓学会編 東京医学社刊「CKD診療ガイド2012」一部改変

■糖尿病性腎症

糖尿病は、血液中のブドウ糖（グルコース）の濃度が高い状態が続く病気です。その合併症のひとつが、糖尿病性腎症です。

糖尿病によって全身の動脈に少しずつ異常が起こるのですが、腎臓の糸球体については毛細血管がつぶされていきます。

糸球体は、毛細血管が糸玉のように丸まった構造をしています（41ページ参照）。その毛細血管を支えて、糸玉の形を保っているのが、**「メサンギウム基質」**です。

糖尿病で血糖値の高い状態が長く続くと、メサンギウム基質が膨れ上がります。すると、その厚みで周囲にある毛細血管がつぶされてしまい、**血流が滞ってしまう**のです。

こうして糸球体の中にある毛細血管で血流が悪くなると、糸球体に血液を送り込んでいる血管（輸入細動脈）の血圧が高くなってしまいます。その結果、圧に耐えられなくなり糸球体が壊れてしまいます。

たとえば、**浴室のシャワーをイメージしてみてください。**シャワーヘッドの穴が詰まって水が出にくくなるとホースが異常な水圧を受け続けることで劣化が進んでもろくなり、いずれは破裂してしまいますよね。**これと同じようなことが糸球体で発生してしまう**のです。

たとえ糸球体の数が減ったとしても、心臓から腎臓に送られてくる血液の量は変わりません。ですから、**糸球体が壊れたぶんだけ、残った糸球体は過剰労働を強いられて、ひとつ、またひとつと、糸球体が力尽きて消えていきます。**こうして、腎臓は徐々に機能不全に陥っていきます。

1998年には、糖尿病性腎症が透析導入の原因疾患の第1位になり、深刻な病気になっています。

高血糖は腎臓の大敵！

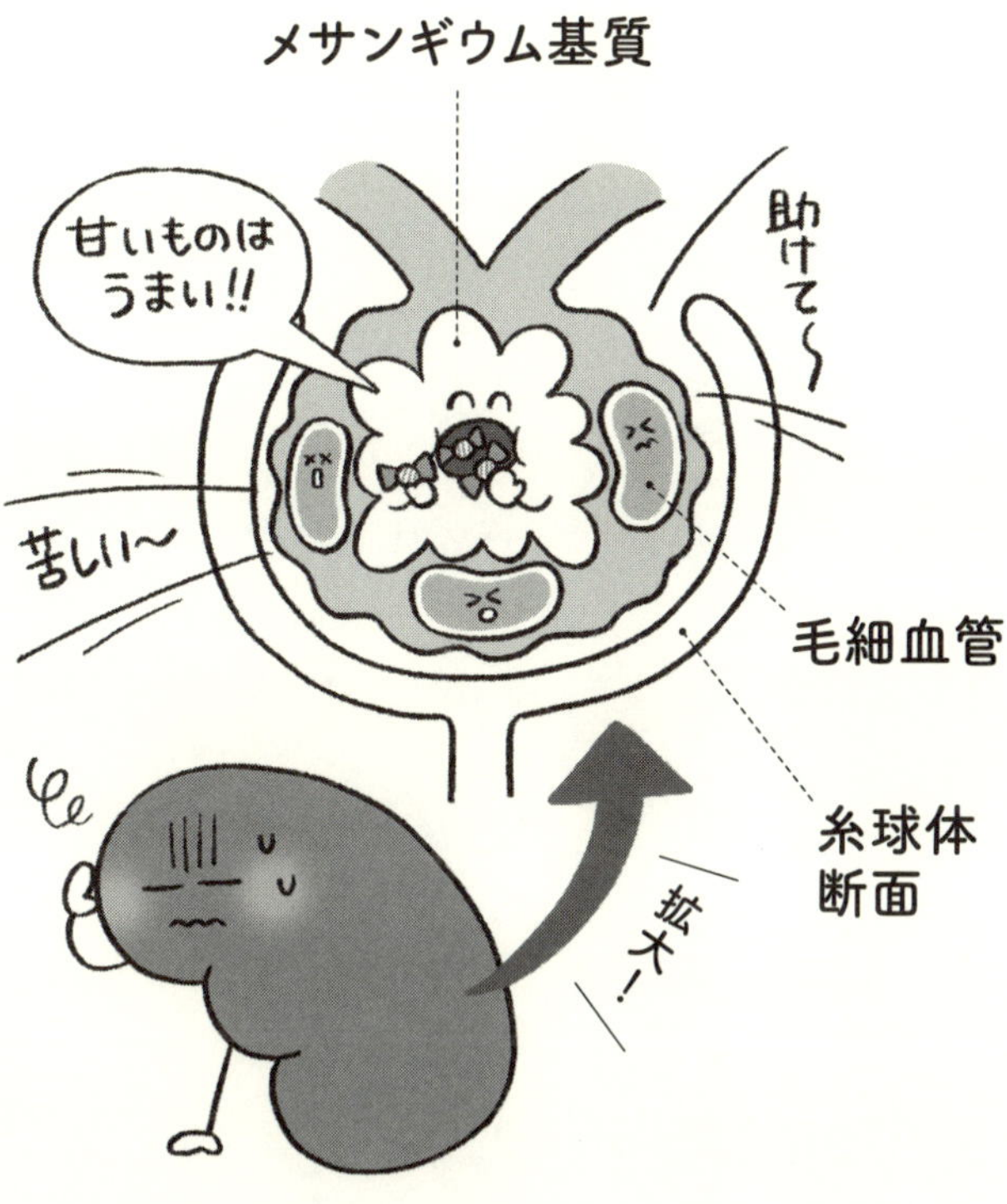

血糖値が高い状態が続くと糸球体の内部にあるメサンギウム基質の細胞内に糖が大量に取り込まれて、膨れ上がって周囲にある毛細血管を圧迫します。すると、糸球体内の血流が悪くなり、血液をろ過する機能が低下します。糖尿病が慢性腎臓病に直結するのはこういったしくみがあるためです。

■腎硬化症

「腎硬化症」とは、高血圧が原因で腎臓の血管が動脈硬化を起こしてしまった状態のことです。

腎臓の血管が傷んで血流が不足すると、尿細管や、尿細管を取り巻く間質などがどんどん硬くなっていきます。また、糸球体の毛細血管も傷みます。こうして、**腎臓が萎縮して硬くなる**のです。

腎硬化症の治療では、生活習慣の指導や降圧薬の処方が行われています。

■慢性糸球体腎炎

「慢性糸球体腎炎」は、糸球体が慢性的に炎症を起こしている病気の総称で、主な症状は、尿に血が混じる血尿や、タンパク質が混じるタンパク尿です。

慢性糸球体腎炎の約50％を占めるのが、**「IgA腎症」**です。IgA（免疫グロブリンA）は、免疫反応を起こす抗体というタンパク質です。

私たちの体には、細菌やウイルスといった病原体が入ってくると、これらを排除する働きが備わっています。このときに働くのが抗体です。

IgAは、のどの表面や気管支の内側の粘膜などで、病原体が粘膜の深部に入ってくるのを食い止めています。

このIgAが、**なぜか、のどや気管支とは遠く離れた腎臓に沈着してしまう**のです。具体的には、糸球体の毛細血管の間にあるメサンギウム基質に沈着して、小さな炎症を引き起こしている状態です。そして糸球体の毛細血管が壊されていくのがIgA腎症です。

IgA腎症を含め、慢性糸球体腎炎については、免疫を抑制するステロイド（副腎皮質ホルモン）療法が、かなり効果を上げています。

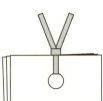

重症になると……
腎臓の代わりに血液中のゴミを取る透析治療

●透析とは？

「透析」とは、**弱った腎臓の代わりに、血液からゴミや余分な水分を取り除いて浄化する方法**で、「血液透析」と「腹膜透析」の2種類があります。

■血液透析

血液透析は、腕の血管に針を刺し、ポンプを使って体内から血液を取り出して、ダイアライザーという血液透析器を使って血液のゴミや余分な水分を取り除く方法です。こうして浄化された血液は体内に戻ります。

一般的に**血液透析は、週3回のペースで、1回に4時間ほど**行われます。

血液透析を行うためには、体内から大量の血液を連続的に取り出して循環させる必要があります。静脈と動脈をつなぎ合わせて、シャント（バスキュラーアクセス）といわれる部分的に1本の太い血管を作る手術を、透析開始前に行います。

■腹膜透析

腹膜透析は、おなかの中に透析液を入れて、体内で血液を浄化する方法です。おなかに透析液を一定時間入れておくと、腹膜の細い血管を介して、血液中のゴミや不要な水分が透析液に移行します。その透析液を体外に排出することで、血液の中のゴミが除去されます。腹膜透析を行うためには、管をおなかに挿入する手術が必要です。

一般的に腹膜透析が行える期間は、5〜8年といわれています。腹膜透析で取り除けるゴミや水分の量に限界があるので、腎臓の機能が衰えて腹膜の働きが悪くなった場合は、血液透析への移行を検討する必要があります。

腹膜透析は1日に3～4回行い、1回に1・5～2リットル程度の透析液を出し入れします。毎日時間をかけてゆっくり透析を行うため、血液透析に比べて体への負担が少なく、残存する腎機能が長く保たれるというメリットがあります。

また、腎臓が機能しているうちは、食事の制限も比較的緩やかです。そのうえ、**通院が月1～2回と少ないので、自由度の高い生活を送ることができます。**

日本国内では、毎年3万人を超える人々が新たに透析を始めています。透析患者の総数はじつに30万人を超えています。これは、国民の400人にひとり、高齢者ならば100人にひとりの割合となります。透析を必要とする患者さんの存在は、いまや決して珍しくはありません。

腎臓が悪いからといって「あれもダメ、これもダメ」というわけじゃない

腎臓の機能は、尿タンパクとGFR（糸球体ろ過量）をもとに、5つのステージに分類されています。腎臓の機能が落ちている人に対して、過去にはタンパク質や塩分、カリウムなどを厳しく制限する食事指導が行われてきました。

しかし、**高齢者の場合、栄養不良のほうが命の危険に関わることも少なくありません。**そのため最近では、厳しいタンパク制限は指導されていないのです。ですから、**いまのステージに合った食事改善を行っていくことが大切**です。自己判断での極端な食事制限は、逆効果になることも知っておいてください。詳しくは次のページを参照してみてください。

慢性腎臓病（CKD）のステージによる1日の食事療法基準

<table>
<tr><th>ステージ</th><th>エネルギー</th><th>タンパク質</th><th>食塩</th><th>カリウム</th></tr>
<tr><td>ステージ1
（GFR≧90）</td><td rowspan="6">標準体重
×
25～35
キロカロリー</td><td rowspan="2">過剰な
摂取を
しない</td><td rowspan="6">3≦ <6
3g以上
6g未満</td><td rowspan="3">制限なし</td></tr>
<tr><td>ステージ2
（GFR 60～89）</td></tr>
<tr><td>ステージ3a
（GFR 45～59）</td><td>0.8～1.0g
（標準体重
1キロあたり）</td></tr>
<tr><td>ステージ3b
（GFR 30～44）</td><td rowspan="3">0.6～0.8g
（標準体重
1キロあたり）</td><td>≦2000g
以下</td></tr>
<tr><td>ステージ4
（GFR 15～29）</td><td rowspan="2">≦1500g
以下</td></tr>
<tr><td>ステージ5
（GFR <15）</td></tr>
<tr><td>血液透析</td><td>標準体重
×
30～35
キロカロリー</td><td>0.9～1.2g
（標準体重
1キロあたり）</td><td><6g
未満</td><td>≦2000g
以下</td></tr>
<tr><td>腹膜透析</td><td>標準体重
×
30～35
キロカロリー</td><td>0.9～1.2g
（標準体重
1キロあたり）</td><td>PD
除水量（L）
×7.5
＋尿量（L）
×5</td><td>制限なし</td></tr>
</table>

出典：日本腎臓学会編 東京医学社刊「慢性腎臓病に対する食事療法基準 2014年版」一部改変

※標準体重＝身長（メートル）×身長（メートル）×22

第6章

腎臓専門医をお手本に!

髙取先生の腎臓メンテナンス生活のヒント

腎臓専門医はどんな方法で
腎臓の健康を維持しているのか?
髙取先生の腎臓メンテナンス生活は
最良のお手本になるはずです!

楽しく食事をすることが一番！
私の腎臓メンテナンスのための3食

恥ずかしながら、10年ほど前まで、私はかなり太っていました。**身長が177センチに対し、体重は95キロ**もあったのです。「病気になってしまう……」と危機感を覚えて、糖質の多いご飯やパン、麺類を避けるようにしました。すると、**半年で体重は75キロにまで減りました。**

減らした体重は、いまもずっとキープしています。そんな私は、**基本的には108ページで紹介した「16：8断食」を行っています。**夕食を20時までに済ませて、翌日の昼食までは飲み物しかとりません。

具体的には、次のような食生活を送っています。

○朝食

デトックスや自律神経の調整効果がある、ぬるめの野草茶（有機スギナ茶がおすすめ）を飲む。

○昼食

朝、自分で用意した緑黄色野菜のサラダやフルーツの弁当を食べる（家に帰るわけにはいかないので密閉容器に詰めて持ち運んでいます）。

○夕食

あまり制限せずに、好きなものを好きなだけ食べますが、原則として、菜食中心・和食主義で、また、食品を丸ごと食べる「ホールフード」を実践しています。ホールフードとは、野菜や果物であれば皮ごと食べること（もちろん、無理のない範囲で）です。ただし、皮ごと食べる場合は、無農薬栽培のものを選ぶようにしています。

ときには友人との会食などもあります。そのときに、「私は菜食中心ですから！」

などと言ったら場がしらけてしまいますよね。おつきあいも大事なので、周りの人が食べたり飲んだりしているものを、私も口にしています。やっぱり、**食事は楽しむことが大事**ですよね。しっかり噛んで、しっかり味わい、わいわいと楽しく会話もしています。これが、仕事のストレスを解消してくれるのです。

タンパク質不足の問題も解消できる！
腎臓メンテナンス献立のヒント

私は、会食のときなどは例外として、**タンパク質をとるときには大豆製品などに含まれる植物性タンパク質をメインにとってます。**しかし、肉・魚・卵といった動物性タンパク質も否定はしません。動物性食品のほうが少量で多くのタンパク質がとれるからです。とくに食が細い方は、1日3食のうち2食を植物性中心に、1食を動物性中心にしたほうがタンパク質不足のリスクが減らせます。

注意点は、主食のご飯やパンです。玄米や雑穀米、全粒粉パンや麺などは血糖値の上昇は穏やかなのですが、リンが多めなので毎食食べることは控えてください。**穀類は精白度が高いほうがリンの含有量は少ない**のです。そのため、ご飯なら白米、パンなら米粉パンをおすすめします。ただし、必ずおかず（とくに野菜のおかず）を先に食べるようにしてください。

次のページからは、**腎臓メンテナンスに役立つ食品を使いつつ、タンパク質がうまくとれる献立例**を紹介します。腎臓にやさしいタンパク質のとり方のヒントとしてください。いずれも「必ず同じ品目をそろえなくてはならない」というわけではありません。アレンジしやすくするため、あえて具体的な作り方などはのせていません。ただし、減塩、リンをとり過ぎないことを心がける（とくに加工食品の使用を極力控える）ことは忘れずに！

献立①

冷蔵庫に野菜が残ってしまったときに!
玉ネギでケルセチンもたっぷりとれる

メイン　豚肉と野菜のあんかけ丼

副菜1　スライス玉ネギのおかか和え

副菜2　かきたま汁

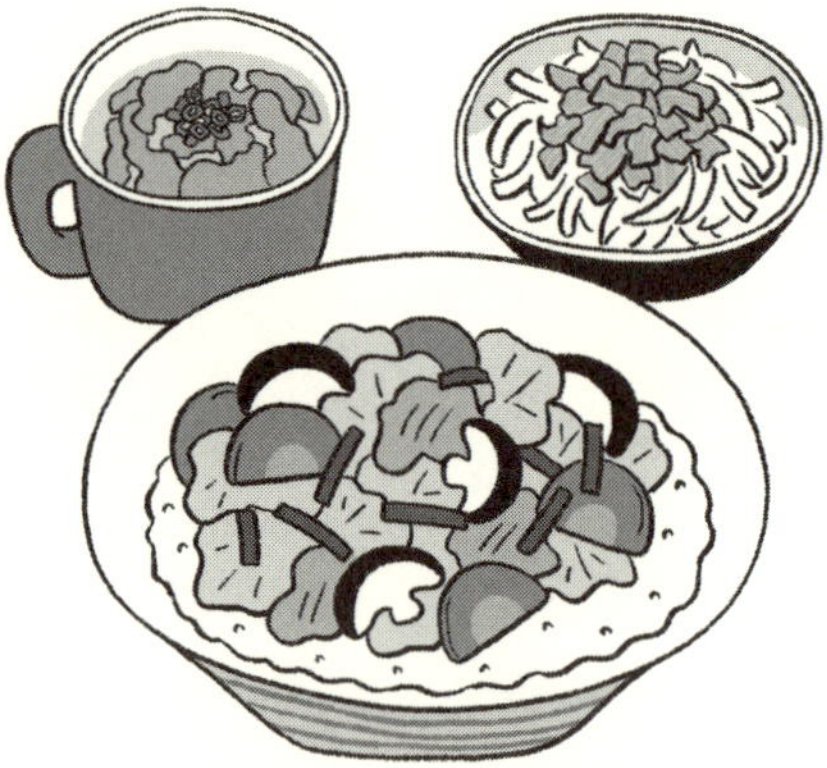

ポイント

豚肉少量、野菜やキノコたっぷりでいただける丼です。肉が食べたいときは野菜も一緒にたっぷりとれるあんかけは簡単でおすすめ。冷蔵庫に残った野菜でもOKなので、できるだけ野菜の種類を多めにすることを心がけましょう。

また、加熱したものばかりではなく、生の野菜をとることも必要です。ここでは、ケルセチンたっぷりの玉ネギをとれる副菜をプラス1品。玉ネギをスライスしておかかをまぶすだけ。減塩ポン酢やミネラル塩をかけていただきます。豚肉は一度湯通ししてから使用するとリンを減らせます。

献立②

「物価の優等生トリオ」でお安くヘルシーに！ 抗酸化作用のある食材もたっぷり

メイン　鶏胸肉の棒棒鶏《バンバンジー》

副菜1　モヤシのナムル

副菜2　チンゲン菜と卵のスープ

主食　ご飯（白米）

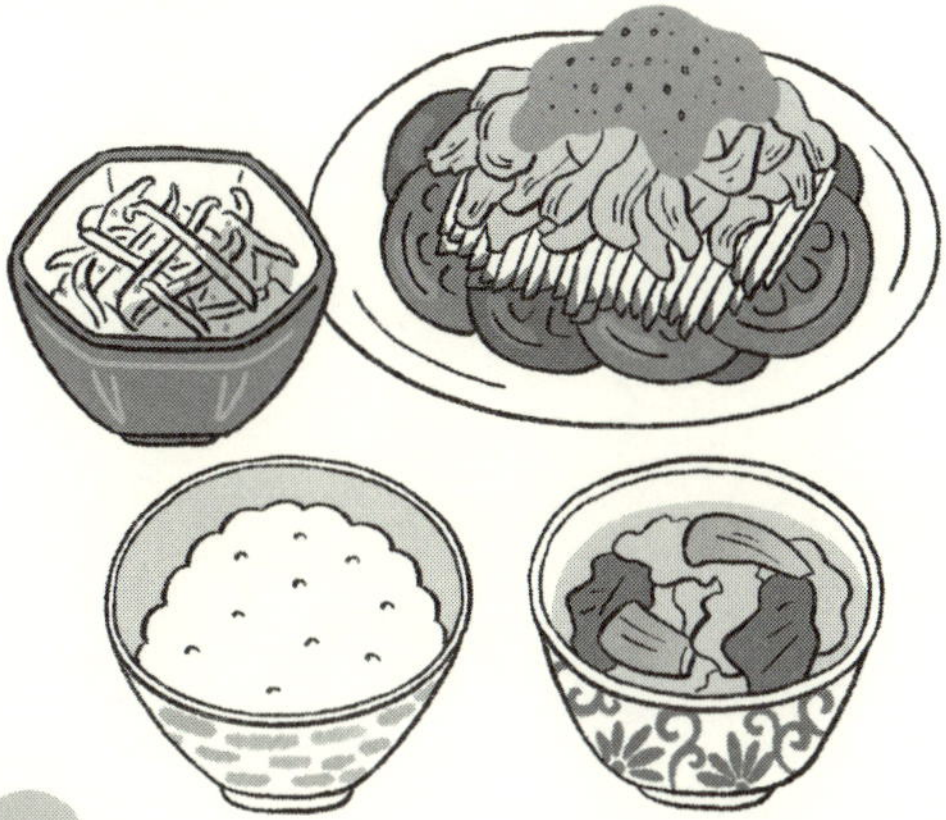

ポイント

比較的、安価で手に入れやすい鶏肉・モヤシ・卵を使った定食例です。鶏の胸肉のほか、抗酸化作用が強いトマトやキュウリも一緒に添え、そこに白練りゴマにポン酢を混ぜたソースをかければゴマの栄養もとれて抗酸化作用がアップします。ソースに甘みが欲しい場合は砂糖ではなく、ハチミツを。キュウリの代わりにゆでたホウレン草や小松菜を合わせれば満足感が高まります。

モヤシのナムルは、モヤシをレンジで加熱して、すりゴマとおろしニンニク、塩、ゴマ油少々で和えるだけ。鶏の胸肉をゆでることでリンを減らせるので安心して食べることができます。

献立③

タンパク質をバランスよくガッツリとる!
腸内環境を整え、血糖値の上昇も抑える

メイン	三つ葉の卵とじプレート
副菜1	長芋のキムチのせ
副菜2	豆腐とワカメのみそ汁
主食	ご飯(白米)

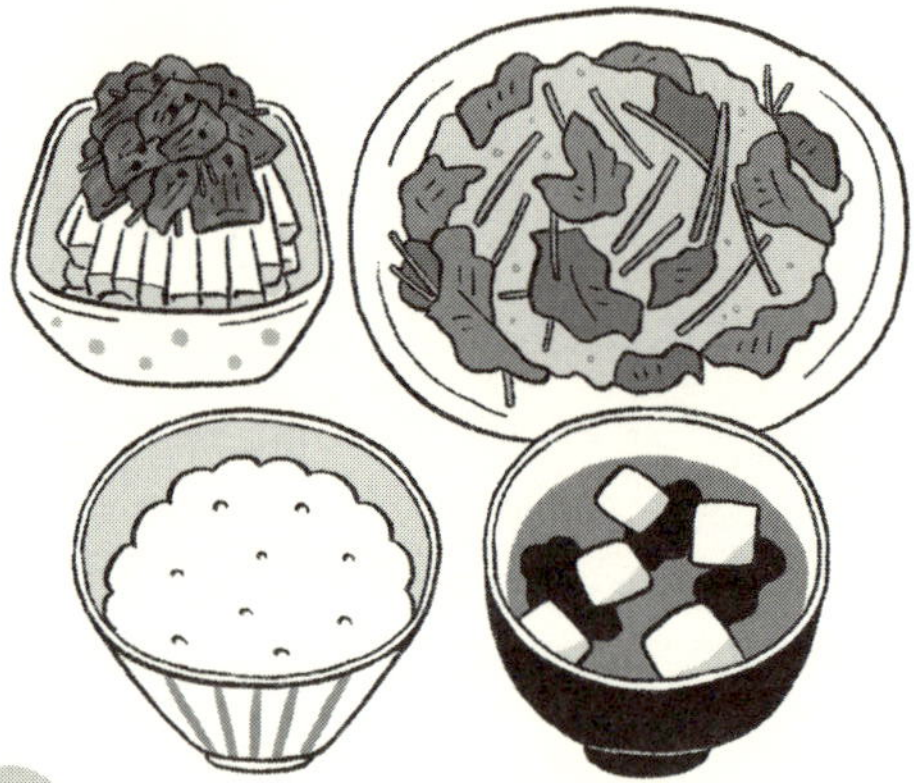

ポイント

三つ葉をたっぷりと使って、手軽にめんつゆと卵でとじたプレートをメインに。めんつゆで卵をとじずに、卵と三つ葉を混ぜ合わせて三つ葉の食感が残る程度にサッと炒めてご飯にのせてから減塩しょうゆを少しかける程度でもOK。オイルと合わせるとビタミンの吸収率もアップします。香りが強い三つ葉をたっぷり使うことで、塩分少なめでも美味しくいただけます。

合わせる副菜には、血糖値の上昇を抑える作用のあるレジスタントスターチという成分が含まれる長芋と、腸内環境を整える作用がある発酵食品のキムチを。

献立④

軽く済ませたいときは洋食で！
無塩ナッツを取り入れて抗酸化・抗糖化を

メイン　**米粉パンのスクランブルエッグ刻みのりのせ**

副菜1　**ヨーグルトの無塩ナッツのせ**

副菜2　**トマトジュース（無塩）**

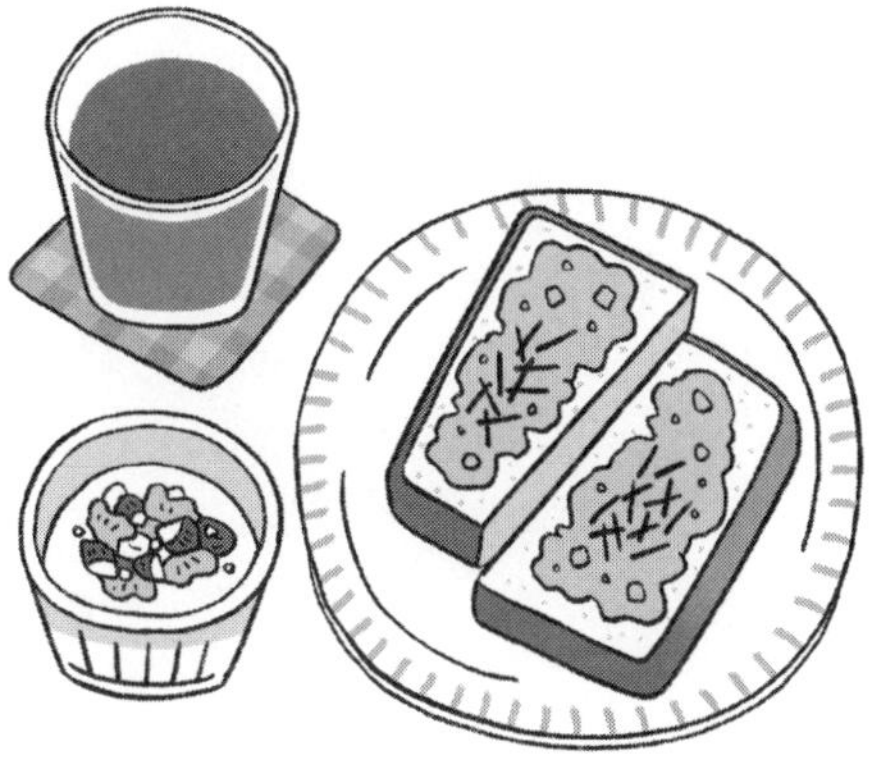

ポイント

パンは米粉パンがおすすめです。米粉パンの上にスクランブルエッグをのせます。スクランブルエッグには、ミネラル塩とコショウや、減塩しょうゆ少々をかけます。さらに、血糖値上昇も穏やかにする刻みのりをトッピングします。

副菜として、整腸作用の高いヨーグルトと、抗酸化・抗糖化作用のある無塩ナッツをトッピングします。抗酸化作用のあるリコピンがとれるトマトジュースは、塩や果汁などの糖分が添加されていないものを選んでください。

献立⑤

食材を一気に煮込むだけで簡単！
植物性タンパク質をたっぷりとれる

メイン　牡蠣《かき》の純豆腐《スンドゥブ》

主食　ご飯（白米）

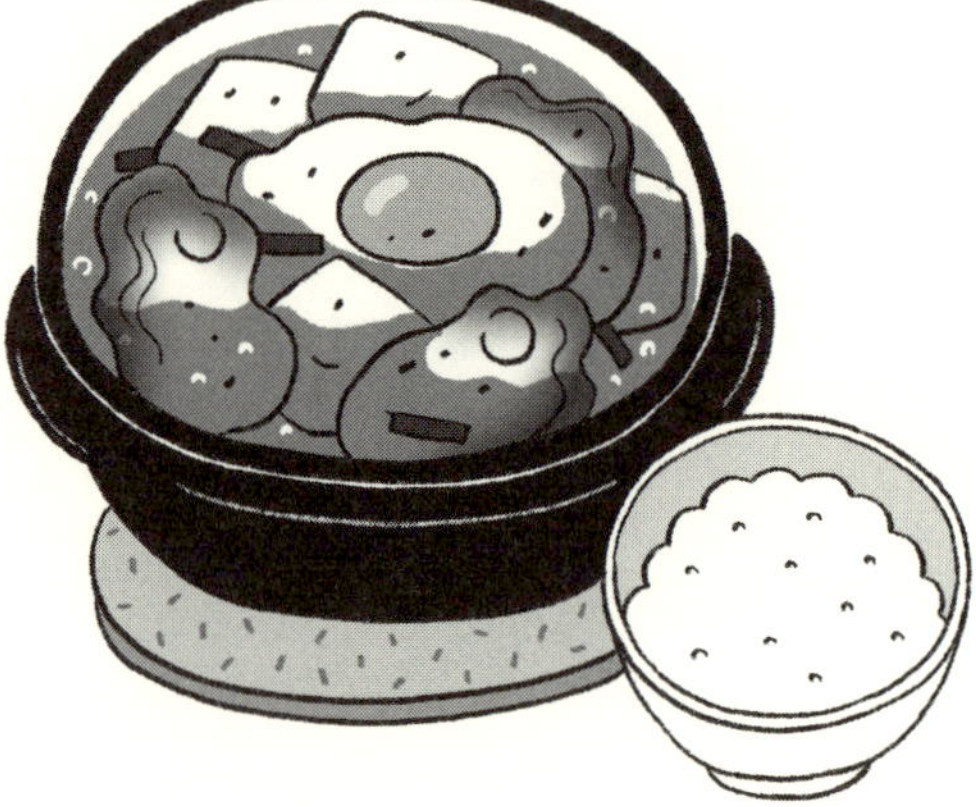

ポイント

牡蠣をキムチや豆腐と一緒に煮込むだけと簡単ですが、副菜なしでも植物性のタンパク質をはじめとした栄養をバランスよくとれる献立です。牡蠣は生のものでもOKですが、冷凍の牡蠣なら下処理なしでそのまま煮込めるのでおすすめです。

牡蠣には良質なタンパク質だけではなく、ビタミンやミネラルもたっぷり、魚介類の中ではリン含有量が少なめなのでおすすめ食材です。牡蠣に含まれるタウリンは、コレステロール吸収も抑えてくれるので血圧の正常化も期待できます。

献立⑥

「なんだか疲れる」と思ったらこの献立！ 疲労回復効果が抜群

メイン　カツオのたたき玉ネギスライス添え
副菜1　キュウリの塩昆布もみ
副菜2　オクラと豆腐のみそ汁
主食　ご飯（白米）

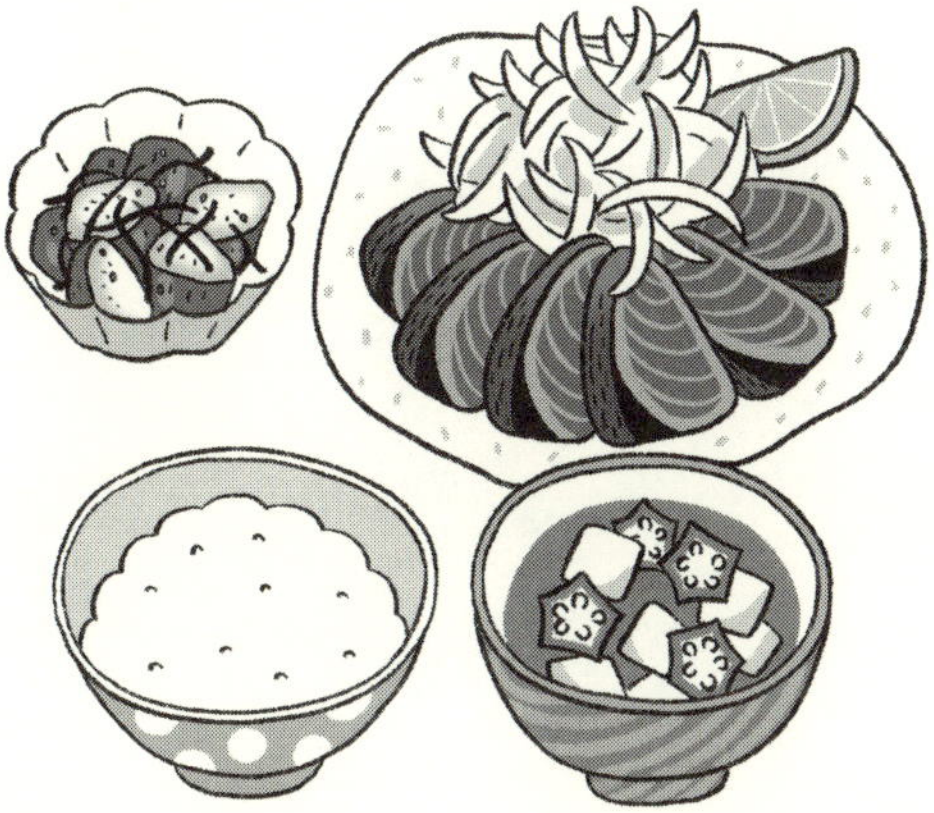

ポイント

カツオのたたき（またはカツオの刺身）の上に玉ネギのスライスをたっぷり盛って、オリーブオイルとミネラル塩をまぶします。ビタミンB群・DHA・EPAがたっぷりのカツオは生で食べるほうがおすすめ。オリーブオイルと合わせると栄養素の吸収率もアップします。

さらに、生の玉ネギと合わせることでビタミンB_1の吸収率も上がります。香りや辛味がある玉ネギと、酸味のあるレモンを添えれば、疲労回復効果も期待できるほか、塩分を控えることもできて一石二鳥です。

献立⑦

「しっかり晩ご飯」を作るのが面倒なときに！ グリーンサラダをプラス一品でケルセチンをとる

メイン　**サバ缶とトマトの全粒粉パスタ**

副菜1　**グリーンサラダ**

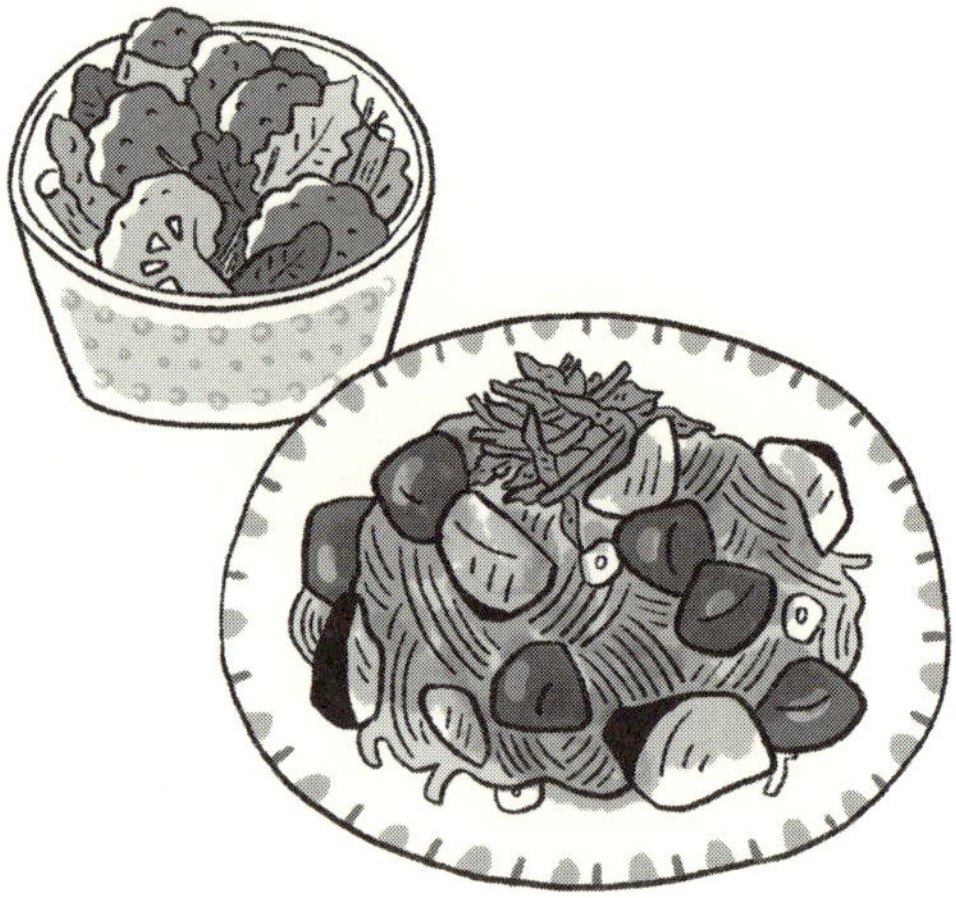

ポイント

サバ缶とカットトマト缶と、大葉、めんつゆを混ぜたソースをパスタにからませればOKの簡単レシピ。サバ缶は汁ごと食べることで、血液をサラサラにして動脈硬化を防ぐ作用があるDHA・EPAを余すことなくとることができます。

抗酸化物質であるリコピンは生より缶詰のものや加熱したもののほうが吸収されやすくなるため、トマト缶はおすすめ。野菜が足りないため、グリーンサラダをプラス。ブロッコリーやスライスした玉ネギを使えば、強い抗酸化作用をもつケルセチンもとることができます。

献立⑧

常備品としてもおすすめ！
大豆麺は腎臓メンテナンスに最適

メイン

大豆麺の焼きそば風

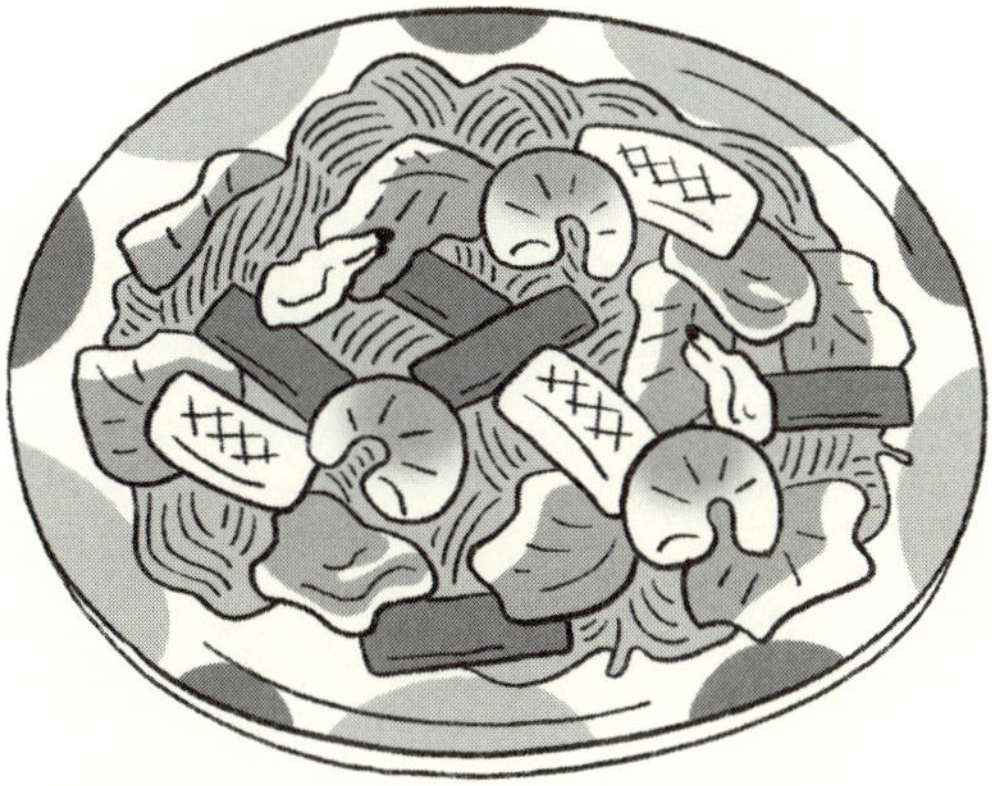

ポイント

大豆麺は、植物性タンパク質をとれるだけではなく、糖質も少なく、血糖値を上げにくいため、麺料理が食べたいときには大豆麺を使いましょう。乾麺で売られていることが多いので常備品としてもおすすめです。ほかの麺よりも歯ごたえもあるため、満腹感が高まって食べ過ぎを防ぐこともできます。

ゆでた大豆麺と冷蔵庫に余った野菜をソースで炒めましょう。冷凍のシーフードミックスを合わせてもOKです。肉を使う場合は、サッと下ゆでするとリンを減らすことができます。

献立⑨

夏バテ気味のときにもおすすめ！
薬味を多めに使って塩分カット

メイン　厚揚げとナスのソテー
ショウガしょうゆかけ

副菜1　レタスとトマトと海藻のサラダ

副菜2　ナメコのみそ汁

主食　ご飯（白米）

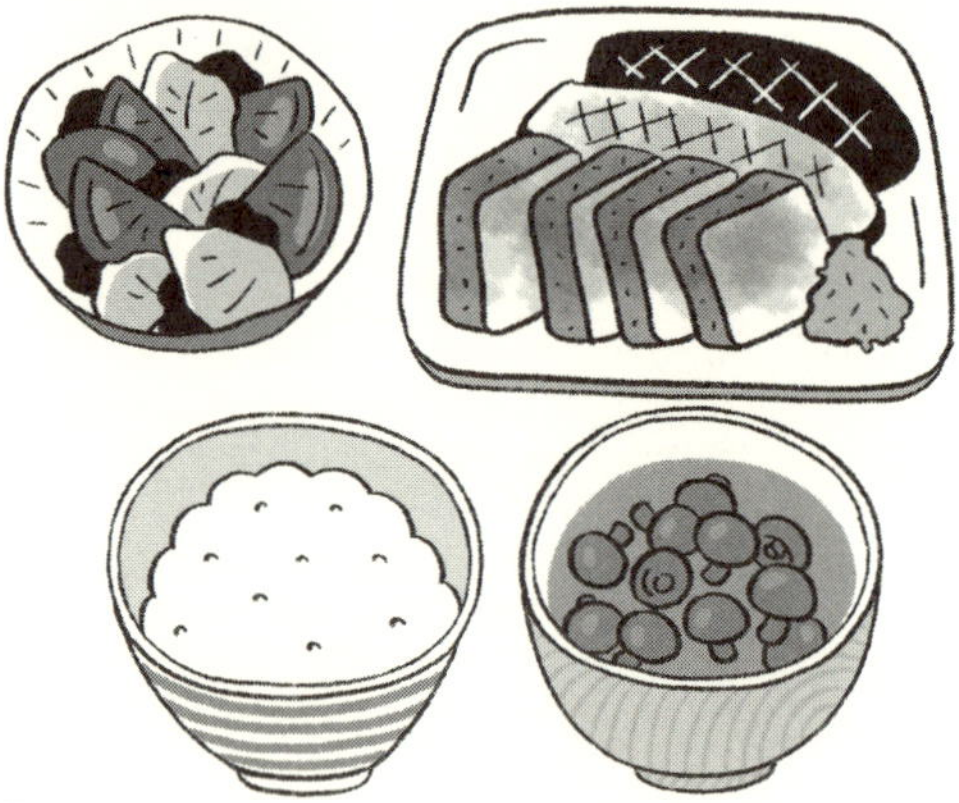

ポイント

厚揚げとナスをオリーブオイルで焼いておろしショウガとカツオ節、減塩しょうゆをかけるだけ。ナスの皮の色素成分であるナスニンには強い抗酸化作用があるので、皮ごと食べましょう。

厚揚げは木綿豆腐の厚揚げを選ぶとさらに栄養価が上がります。おろしショウガをできるだけたっぷり使用することで、しょうゆの量も控えめにできます。ミョウガや大葉、ネギをたっぷりのせてもOKです。副菜には生野菜とミネラルたっぷりの海藻を合わせて。

献立⑩

ゴーヤの苦味で食欲増進！
ビタミン、ミネラルもバランスよくとれる

メイン　**ゴーヤチャンプルー**

副菜1　**冷やしトマト**

副菜2　**キノコのみそ汁**

主食　**ご飯**（白米）

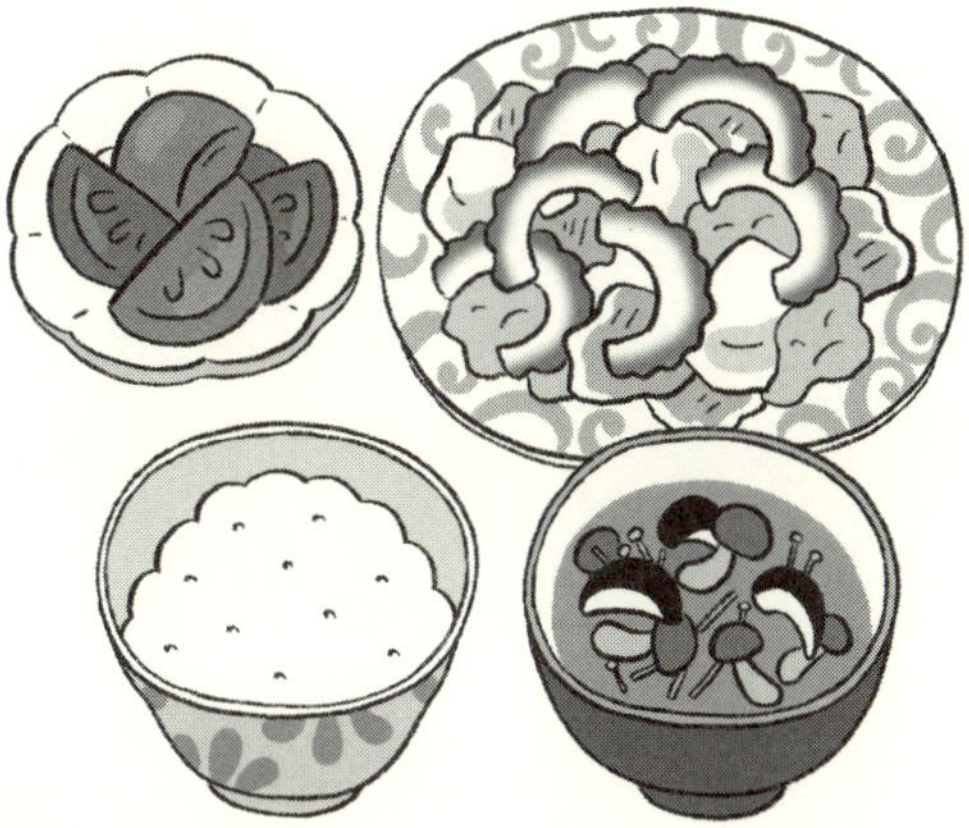

ポイント

抗酸化作用のあるサポニンや大豆イソフラボンたっぷりの木綿豆腐を手でちぎって炒めます。焼き色がつくまで炒めると味のなじみもよくなるので、塩分控えめでも美味しくいただけます。

ビタミン、ミネラルともにたっぷりのゴーヤは、できるだけサッと加熱しましょう。ゴーヤと同様の栄養を摂取できるピーマンに変えてもOKです。ピーマンを使うときは大きくちぎって使うと味もなじみやすく、ゴーヤのように苦味もしっかり感じられるのでおすすめです。

毎日の食事のプラス一品で腎臓メンテナンスを

この項では、**私が普段食べている食材をふんだんに使った「腎臓メンテナンスレシピ」**を2品紹介します。

■ブロッコリーのナッツ和え

蒸し焼きにしたブロッコリーを、砕いた無塩ナッツ類・みそ・砂糖・しょうゆ・オリーブオイルで和えて出来上がりです。作り置きしておいて、1日3食のうちのどこかでこのブロッコリーのナッツ和えをプラスするといいでしょう。

作り置きをする場合の保存期間の目安は、冷蔵保存で2日としてください。

使っている食材には、次の効果が期待できます。

○ブロッコリー

ビタミンC、ビタミンE、ベータカロテンなど、**体をサビつきから守る抗酸化物質が豊富な野菜**です。血管の健康を保つビタミンKとスルフォラファン、そして**食物繊維もたっぷりと含まれています。**

○ナッツ

良質な植物性タンパク質の宝庫で、マグネシウム、カリウム、カルシウムなどのミネラルも含まれています。また、オメガ3脂肪酸と、アミノ酸のアルギニンは**血管の老化防止に役立ちます。**そして、抗酸化物質のビタミンE、ポリフェノール、フラボノイドなども豊富です。**クルミやアーモンドはとくにおすすめ**です。

○みそ

みそをはじめとした発酵食品は、**腸内環境の改善に役立ちます。**みそには、動脈硬化を防ぐビタミンK_2も含まれています。

抗酸化・抗糖化力は最強!
蒸し焼きやレンチン調理がおすすめ

ブロッコリーのナッツ和え

◎材料（2人分）

ブロッコリー…100g
無塩ナッツ…10g

A
【みそ・しょうゆ…各小さじ1/2、砂糖…小さじ1弱、オリーブオイル…小さじ2】

◎作り方

① ブロッコリーを食べやすく小房に切り、耐熱容器に入れてふんわりとラップをかけて電子レンジで1分30秒ほど加熱する。

② ナッツ類を袋などに入れて細かく砕き（瓶の底などで叩いてつぶしてもOK)、Aを混ぜて和え衣を作り、①をもむようにして混ぜる。

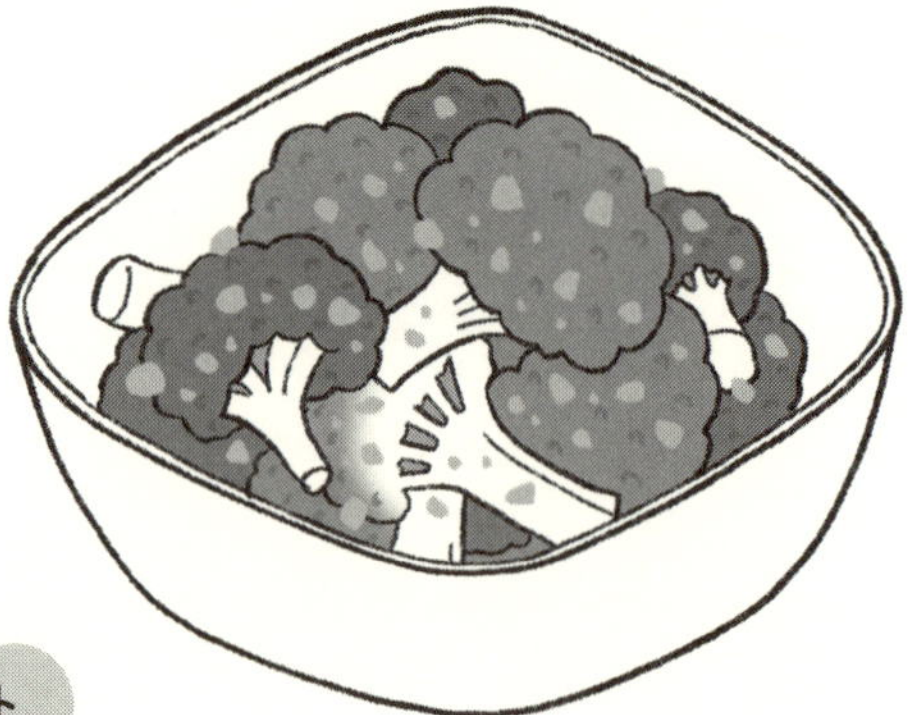

ポイント

ブロッコリーは、普段のおかずやお弁当のおかずはもちろん、小腹が空いたときにもおすすめです。ゆでずに蒸し焼きをするか、2～3分ほど電子レンジで加熱するほうがビタミンが逃げないのでおすすめです。

ナッツ類は、良質な脂質が含まれるため悪玉コレステロールを下げる効果も期待でき、食感や味に深みを出すことができます。

■サーモンとアボカドの丼

生食用サーモンとアボカド、小ネギをめんつゆで和えます。器にご飯を盛り、その上に、先ほど和えたものと、ひきわり納豆をのせて、刻みのりを散らします。

○サーモン

サーモンの身のピンク色は、アスタキサンチンという天然の赤い色素によるものです。このアスタキサンチンには**強力な抗酸化作用**があります。

○アボカド

アボカドは、果肉の約20％が脂肪で、**血液中のコレステロールや中性脂肪を減少させるオレイン酸やリノール酸、リノレン酸といった不飽和脂肪酸が豊富**です。また、天然色素のルテインやゼアキサンチンなどの抗酸化物質も含まれています。

○納豆

納豆のネバネバのもととなるのが、ナットウキナーゼという酵素です。ナットウキナーゼは**血管にできる血液の塊（血栓）を防ぐ効果があり、心血管疾患のリスクの低下が期待**できます。

材料の大豆に含まれるイソフラボンには、血圧を下げる働きが確認されています。食物繊維も豊富な発酵食品なので、積極的にとるようにしたいですね。

○雑穀

ヒエ、アワ、キビなどの雑穀は、白米と比べて**食物繊維が豊富なので、食後の血糖値の上昇を抑えるとともに、腸内環境を整える**ことができます。

ただし、雑穀は有機リンの含有量が多めなので、**白米1合に対して雑穀は大さじ1程度を混ぜて炊くのがおすすめ**です。ただし、腎臓の機能が低下している方は、雑穀を加えず白米のみを使ってください。

食物繊維の多い雑穀を混ぜると白米のみの場合よりも満腹感を得られやすいので、食べ過ぎを防ぐこともできます。

腸も元気になる
腎臓がホッとする丼ものレシピ

サーモンとアボカドの丼

◎材料（1人分）

生食用サーモン…80g
アボカド…1/4個
小ネギ…1本
めんつゆ（2倍濃縮）・オリーブオイル…各小さじ2
ひきわり納豆…1/2パック
白米もしくは雑穀ご飯…適量、刻みのり…適宜

◎作り方

① サーモンとアボカドは角切りに。小ネギは小口切りにする。

② ①をめんつゆとオリーブオイルをからませてご飯の上にのせ、混ぜた納豆と刻みのりをのせる。

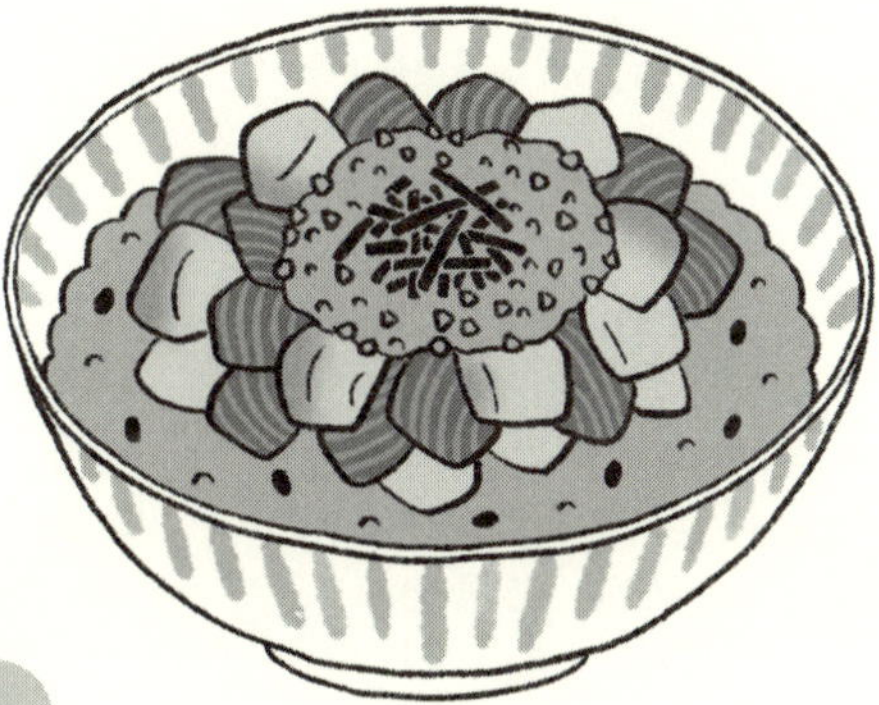

ポイント

栄養を生かすため、サーモンは、できれば生で食べることをおすすめします。アボカドも活性酸素抑制効果大。納豆を加えることで腸内環境も整うため、腎臓メンテナンス効果も最大限に活かせます。味付けには減塩しょうゆをかけるだけでもOKです。オリーブオイルを少し足してあげると少量のめんつゆで味がからみやすくなるうえ、コクも深まります。

お酒を腎臓のリラックスアイテムに！
美味しく、健康に飲むためのポイント

私はお酒を飲むのが大好きです。お酒の味はもちろんですが、「みんなで酌み交わす」というあの雰囲気が楽しいのです。

アルコールが直接的に腎臓に悪影響を与えるデータはないと140ページでは解説しましたが、**飲み過ぎは生活習慣病につながるので注意**したいです。

さらに**注意したいのが酒の「つまみ」。**お酒が入るとついついとり過ぎてしまいますし、どうしても塩分などが過剰になりがちです。そこで、**腎臓に負担をかけ過ぎないためのつまみの選び方・とり方**をお伝えしようと思います。

自宅でお酒を飲むときには、まず、**野菜たっぷりのサラダを食べます。**そしてお

つまみは、無塩ナッツや野菜を、納豆やキムチ、みそ（減塩）などの発酵食品と組み合わせた料理を食べます。それから刺身、カツオのたたき、牡蠣などの貝類を食べて、揚げ物や肉類、スナック菓子は極力避けます。

外で飲むときも「飲む前はサラダ」。たいていのお店にサラダはありますからね。

お酒はなんでも飲みますが、カロリーが高い食事をする場合には、**カロリーの低いウイスキーやブランデーを選ぶ**ようにしています。

日本酒は、醸造アルコールの添加されていない純米酒を飲んでいます。日本酒にはクエン酸やアミノ酸が含まれ、血圧を下げる効果や血液循環を改善する効果が期待できるといわれています。また、抗酸化作用も期待されます。

また、活性酸素を除去する働きのあるポリフェノールの一種である「レスベラトロール」がとれることから、赤ワインを飲むこともあります。ただし、防腐剤などの添加物が入っていないものを選んでいます。

高取先生直伝!
腎臓メンテナンスつまみの食べ方

　お酒のつまみ選びのときに意識してほしいのは、血糖値、酸化、糖化、腸内環境、無機リン、塩分です。野菜、ナッツ（種子類）、発酵食品をメインに。加工されたものではなく、できるだけ素材のまま食べられるようなものがおすすめです。

　調味料は控えめに。減塩しょうゆ、薬味、スパイス、酸味などをうまく活用して減塩を心がけています。

◎ 血糖値の急上昇を防ぐ

お酒を飲む前に必ずサラダをたっぷり食べましょう。飲み過ぎ、食べ過ぎも防げます。

◎ 抗酸化、抗糖化作用、腸内環境を整える効果のあるつまみを選ぶ

無塩ナッツは抗酸化、抗糖化作用の両方が期待できる一推しのつまみです。ほかに、抗酸化物質がとれる野菜・海藻、タンパク質がとれる大豆製品、キムチ・納豆・減塩みそなどの発酵食品もおすすめです。

以下は私がよく食べるおつまみです。

- もろきゅう
- 冷ややっこや野菜に納豆・キムチ・生のりなどをトッピング
- 玉ネギのスライスをたっぷりのせたカツオのたたき（刺身）

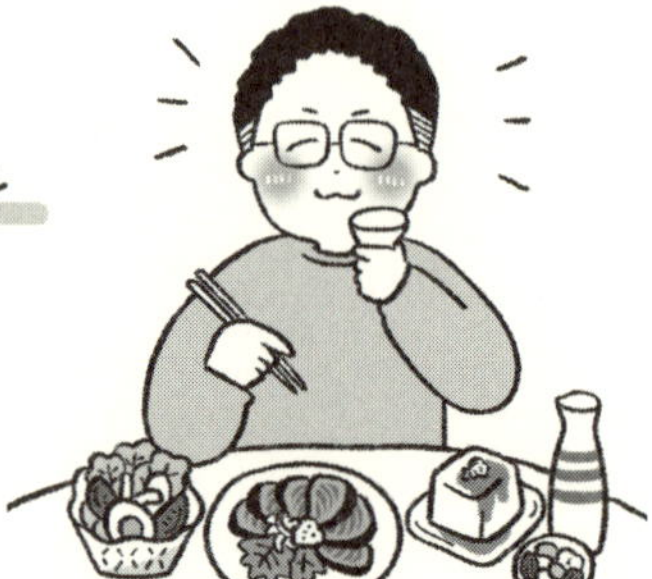

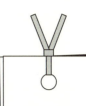

簡単な運動でＯＫ！
体を動かして腎機能低下のスピードを落とす

体を動かすのは好きなのですが、仕事が忙しいので、そのための時間をわざわざ作ることが難しい状態です。ですから、**現在は通勤に運動を組み入れています。**

私の勤務地は2カ所あり、1カ所については、駅から病院まで3キロあります。ここは、ゆっくりとジョギングをしています。もう1カ所は、駅から病院までの5キロをサイクリングしています。そのようなわけで、通勤の服装はいつもスポーツウエアです。

駅などでは、エレベーター・エスカレーターではなく階段を使います。休日に出かけるときは、目的地まで5キロ以内なら歩いて移動するようにしています。

また筋力トレーニングとして、自宅で腕立て伏せと、もも上げ（139ページ参照）をそれぞれ100回行っています。

運動は体に無理のない範囲で行うことが大切です。みなさんは、**ご自身の体力と相談して運動を行うようにしてくださいね。**

心がスッと軽くなると腎臓も元気になる 毎朝の瞑想は最高の腎臓メンテナンス法

うれしいことから悲しいこと、驚くことまで、さまざまな出来事が人生では起こりますよね。

そんな出来事で受けるストレスから心身が回復するまでにどれぐらいのエネルギ

ーが必要なのか、つまりストレスはどの程度なのかを数値化して示した研究報告があります（社会的再適応評定尺度）。それによれば、もっともストレスを感じる出来事は、配偶者の死となっています。

じつは私の妻は11年前に重い病気を患い、1年間の闘病の末、亡くなりました。こうして10年前に、私は幼子ふたりのシングルファザーとなりました。そのときには白髪が増える、睡眠が浅くなる、思考がまとまらない、動悸がするなどの不調が次々と表れ、**ストレスと身体症状が密接に関連していることを実感**しました。

妻を失った経験、そして自分自身の不調から、**「健康はかけがえのないものだ」「病気になってからでは遅い」と気づきました。**それで、予防を重視するアンチエイジング（抗加齢）医学を勉強にすることとしたのです。

また、専門分野である医学だけでなく、心理学や伝統宗教なども独学で学び始めました。

こうしてとり入れたのが、**瞑想**です。

私の場合は、朝、起きた後にじゅうたんが敷いてあるリビングに移動し、あぐらをかきます。

そして、目を閉じて、口からゆっくりと長く息を吐いてから、3秒ほど息を止め、鼻からゆっくりと息を吸うという、深い呼吸をくり返します。

最初は、「これをしなければ」「あれが終わっていない」という雑念が、次から次へとわいてきます。雑念がわくことは仕方がないと考えます。そして、雑念がある間は、深い呼吸を続けます。すると、**すーっと気持ちが落ち着いて、雑念がスッと消えて、いわゆる「無」の状態に入ることができます。**そうなったら、自然な呼吸

実践

心のメンテナンスができる「瞑想」にチャレンジ

瞑想のリラックス効果を高めるコツは、呼吸に意識を集中することです。はじめはいろいろ雑念がわいてくると思いますが、それを無理に消そうとせず、呼吸に意識を戻します。すると、雑念は自然と消えていきます。

最初から長時間やろうとする必要はありません。私は毎朝30分ほど行っていますが、はじめは5分くらいでもかまいません。徐々に時間を延ばしていきましょう。

①

肩の力を抜き、背すじを伸ばしてあぐらをかきます。猫背になると胸が閉じて深い呼吸ができなくなるので注意しましょう。

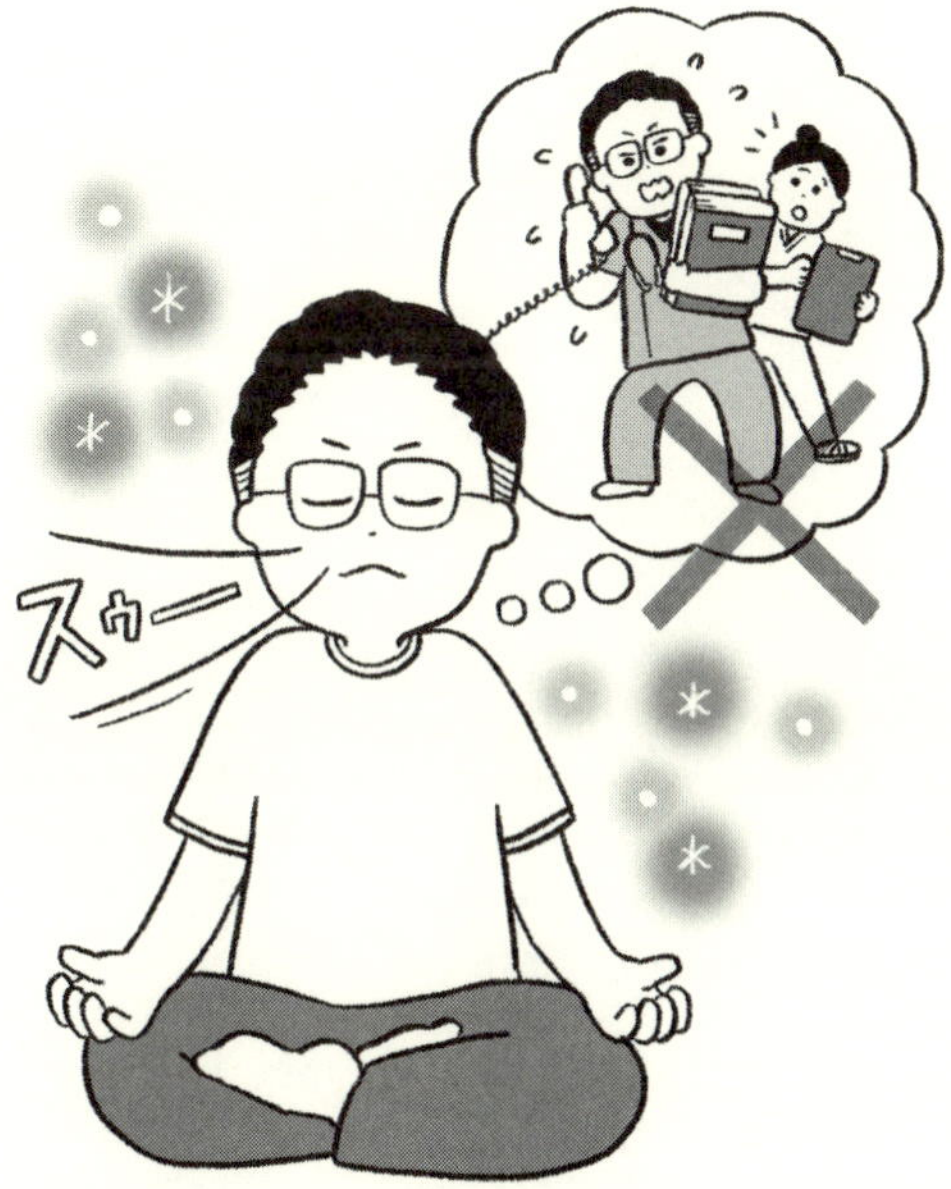

②

目を閉じて、口からゆっくりと長く息を吐いてから、3秒ほど息を止め、鼻からゆっくりと息を吸います。深い呼吸をくり返します。呼吸に意識を集中しましょう。

を行います。

瞑想は、10～30分ほど行いますが、途中で雑念がわくことも珍しくありません。そんなときは再び深い呼吸を、雑念が消えるまで行います。

瞑想を終えると、「あっ、これで解決できる」「あれはもう手放そう」というように、ひらめきがあるのです。

また、不思議なことに、**「私は生かされているのだ」**という感謝の気持ちが、じわじわと内側からこみ上げてきます。

生老病死という人生での出来事はコントロールできないが、**出来事から受けるストレスや自分の感情はコントロールできる**……このことがわかって、以前よりも前向きに行動することができるようになりました。

いまも毎日、さまざまな出来事が起こりますが、楽しく、幸せに暮らしています。

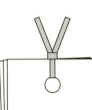

腎臓は「冷え」が大嫌い
体を冷やさないことが腎活の基本

腎臓は細い血管の塊なので、血流が大切です。**血流を促すために、体を冷やすようなことは避けています。**

とくに注意が必要なのは夏場で、**「暑いから冷えなんて」と油断しがち**です。ですから、冷房の温度は25℃以上にしています。飲み物についても、氷を入れたりはせず、できるだけ常温で飲むようにしています。

また、毎日30分以上入浴して、体を芯から温めています。長風呂をするときには、脱水を防ぐために、浴室に水筒などを持ち込んで水分を補給しています。

腎臓の冷えを防ぐために腎臓が位置するウエストよりも少し上のあたりに使い捨

てカイロを当てたり、腹巻を巻くこともおすすめです。使い捨てカイロを使用する場合は、低温やけどをしないように、肌に直接当てたり、長時間、同じ場所に当てることは避けてください。

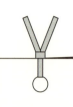

中食、コンビニメニューが絶対ＮＧじゃない　ただし、成分表示チェックは必須

子どもたちにせがまれて、一緒にコンビニに行く機会もあります。私が食べるために買うのは無塩ナッツだけですが、子どもたちについては「加工食品はダメ」などと制限はしていません。「周りの友人たちはコンビニのおにぎりを食べているのに、自分は親が禁止するから食べられない」というのも、教育的にはどうなのかなと思ってしまうからです。

成分表示をチェック！
無機リンが含まれる添加物

ウインナーのように、成分表示に「リン酸塩」と記載されている場合もありますが、ほかにもリン酸塩が含まれている添加物があります。

乳化剤

プロセスチーズなどのチーズ類、チョコレート、ガム、アイスクリーム、ホイップクリーム、ケーキ、マヨネーズ、マーガリンなどに使用されています。

かんすい

中華麺に使用されています。

イーストフード

パン、お菓子などに使用されています。

pH調整剤

おにぎりやサンドウィッチ、お弁当など、多くの加工食品に使用されています。

膨張剤、ベーキングパウダー、ふくらし粉

パン、ビスケット、クッキーなどのお菓子に使用されています。

とはいえ、加工食品にどれだけ食品添加物が入っているのかは、子どもたちにも知っておいてほしいので、**食品を買う前には必ず私が食品成分表を確認**しています。

そして、「こっちにはpH調整剤、そっちには膨張剤と書かれているよね。どちらも無機リンを示しているんだよ」などと、子どもには伝えるようにしています。

こうした親の態度から、食品成分表のチェックを子どもたちも自然と身につけてくれることを期待しています。

［おわりに］

「いまさら」なんてことはありません！
焦らず、あきらめず、メンテナンスを続けましょう

最後までお読みいただき、ありがとうございます。

ここまで読み進めて、腎臓病に対する認識が大きく変わったのではないでしょうか。

検査に引っかかったからといって
腎臓の機能が低下し始めている兆候が出たからといって
即、厳しい食事制限が始まったり、
人工透析になったりするわけではない。

これが本当のところです。

巷には医学情報が氾濫しています。インターネットなどを通して、簡単に気になる症状の原因などを調べることが可能になっていますが、その反面、少しでも当てはまることがあると、とても不安になったり、絶望感を覚えてしまったりします。

とくに腎臓に関する情報には悲観的なものが多く、検索を進めると、厳しい食事制限、不治の病、人工透析といったネガティブな言葉が次々と出現してきます。中にはあきらめにも似た気持ちになってしまう方もいるようです。

しかし、前述のとおり、腎臓の機能が低下したからといって決してネガティブになる必要はないのです。

ですから、どうか焦らないでください。不安を抱くのはストレスになるので、腎臓の機能を守るには逆効果です。

糖尿病や高血圧などでダメージを受けた腎臓でも、生活習慣を変えて、適切なメンテナンスや治療を行えば、そのダメージを自然な老化現象のラインにリセットすることはできます。

腎臓の機能をリセットできた例として、私の頭に真っ先に頭に浮かぶのは佐藤光弘さん（仮名・39歳）です。

会社員として働く佐藤さんは、32歳のときに糖尿病と診断されました。その後、糖尿病が悪化して糖尿病性腎症になってしまったのです。腎臓の機能が低下してむくみがひどくなり、佐藤さんを担当していた医師から、腎臓専門医である私が紹介されました。

私が初めて診察したときの佐藤さんは、身長が173センチに対し、体重は101キロを超えていました。ひと目見ただけで、「これはつらそうだ」と思いました。顔も指もむくみで膨れ上がっていたからです。ｅＧＦＲは32・０で、慢性腎臓病のステージはＧ３ｂでした。

佐藤さんには、尿細管からのブドウ糖の吸収を防ぐ薬などを処方し、この本で紹介した生活習慣の改善法を指導しました。佐藤さん自身も「このままでは透析になってしまう」と危機感を抱いて、真面目に取り組んでくれました。

その結果、およそ5カ月後には、体重が70・9キロまで減って、ｅＧＦＲについては49・６になったのです。ステージはＧ３ａです。

このように、重度の糖尿病で慢性腎臓病になった人でも、腎臓の機能低下をリセットできる可能性はあるということです。

前著『人は腎臓から老いていく』では、予防を重視するアンチエイジング（抗加齢）医学の観点で腎臓の働きなどを解説しましたが、今回の本は、すでに腎臓の機能が低下している方、腎臓病の話を聞いて不安になってしまったような方など、幅広い方を対象に、疲れた腎臓を癒し、メンテナンスする具体的な方法をよりわかりやすくご紹介しています。

慢性腎臓病だと診断されても、「遅かった……」とがっかりする必要はありません。この本で紹介している方法を取り入れれば、厳しい食事制限や透析などの治療を受けずに、生き生きと天寿をまっとうできるはずです。

日本は人生１００年時代を迎えました。まだまだ長い人生です。焦らず慌てず、いまからできることを、しっかりやっていきましょう。

また、できれば、家族や友人にも、腎臓を守る重要性について伝えてほしいと思います。

最後になりましたが、この本を企画してくださった株式会社アスコム、そして企画編集担当の同社編集局の入江翔子さん、また編集者の楠田圭子さん、森真希さん、イラストレーターの松本麻希さん、石玉サコさんをはじめ、この本の制作に携わってくださったみなさんに感謝を申し上げます。

髙取優二

参考文献

A Hidden Epidemic: More than 850 Million Suffer from Kidney Diseases Worldwide, Organizations Report; Kidney News Volume 10: Issue 8; 01 Aug 2018

厚生労働省　第1回腎疾患対策検討会「腎疾患の現状」

厚生労働省「令和5年(2023)人口動態統計月報年計(概数)の概況」

一般社団法人　日本透析医学会「わが国の慢性透析療法の現況(2022年12月31日現在)」

厚生労働省「日本人の食事摂取基準(2020年版)」

大阪大学腎臓内科ホームページ
「マグネシウムは非糖尿病性慢性腎臓病患におけるリンと腎不全進行リスクの関連を修飾する」

東洋大学 LINK@TOYO「『ポリフェノール』とは?医学博士に聞く、体にもたらす効果と正しい摂取方法」

『腎臓が寿命を決める 老化加速物質リンを最速で排出する』黒尾 誠著　幻冬舎刊

くまもと禁煙推進フォーラム「CKD の治療と予防は『禁煙から!』」

日本腎臓学会編「慢性腎臓病に対する食事療法基準2014年版」日腎会誌 2014;56(5):553-599.

Munehiro Kitada., et al., "Methionine abrogates the renoprotective effect of a low-protein diet against diabetic kidney disease in obese rats with type 2 diabetes "Aging (Albany NY). 2020 Mar 6;12(5):4489-4505.

Diana Cooke., et al., "Dietary methionine restriction modulates renal response and attenuates kidney injury in mice"FASEB J. 2018 Feb;32(2):693-702.

"Methionine restriction affects oxidative stress and glutathione-related redox pathways in the rat"Exp Biol Med (Maywood). 2013 Apr;238(4):392-9.

Sreenivasa Maddineni., et al., "Methionine restriction improves renal insulin signalling in aged kidneys"Mech Ageing Dev. 2016 Jul;157:35-43.

GBD Chronic Kidney Disease Collaboration., "Global, regional, and national burden of chronic kidney disease, 1990-2017: a systematic analysis for the Global Burden of Disease Study 2017"Lancet. 2020 Feb 29;395(10225):709-733.

M Manabe., "Saltiness enhancement by the characteristic flavor of dried bonito stock" Journal of Food Science. 2008 Aug;73(6):S321-5.

文部科学省「学校給食摂取基準の策定について(報告)」

NHKスペシャル　食の起源第2集「塩」人類をとりこにする"本当の理由"

公益財団法人　ソルト・サイエンス研究財団
「血管石灰化に対するマグネシウムの治療効果とその分子機構の解明」

「見えてきた腸腎連関の存在」日本内科学会雑誌第106巻第5号

Aleksandar Denic., et al., "Structural and Functional Changes With the Aging Kidney" Adv Chronic Kidney Dis. 2016 Jan;23(1):19-28. doi: 10.1053/j.ackd.2015.08.004.

Zhen Dong., et al., "Disease prevention and delayed aging by dietary sulfur amino acidrestriction: translational implications"Ann N Y Acad Sci. 2018 Apr;1418(1):44-55.

『CKD診療ガイド2012』日本腎臓学会編　東京医学社刊

『人は腎臓から老いていく』髙取優二著　アスコム刊